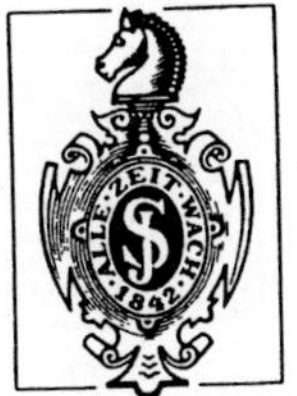

M. Dietrich (Hrsg.)

Unter Mitarbeit von
N. Konietzko H. Lode F. Wingen

Die Pneumocystis carinii Pneumonie

Klinik · Diagnostik · Therapie · Prophylaxe

Mit 55 z. T. farbigen Abbildungen und 23 Tabellen

Springer-Verlag
Berlin Heidelberg New York
London Paris Tokyo

Prof. Dr. med. Manfred Dietrich
Bernhard-Nocht-Institut
für Tropenmedizin Hamburg
Klinische Abteilung
Bernhard-Nocht-Straße 74
2000 Hamburg 36

Titelbild oben links: Tupfpräparat der Lunge: in der Pc-Zyste sind 8 Kerne zu erkennen. Vergrößerungsfaktor lichtmikroskopisch 10×63. Giemsa-Färbung; oben rechts: Pneumocystis carinii Pneumonie und gleichzeitige Cytomegalie. Histologischer Schnitt. HE-Färbung; unten links: Autopsie einer PcP-Lunge; unten rechts: (*) Histologischer Schnitt mit zahlreichen Pneumocystis carinii in den Alveolen. Grocott-Färbung (Gomori-Methamin-Silberimprägnation, GMS)

Aufnahmen: Prof. P. Racz, Hamburg, Prof. M. Dietrich (*)
Bernhard-Nocht-Institut für Tropenmedizin

ISBN-13:978-3-540-51177-9   e-ISBN-13:978-3-642-74771-7

DOI:10.1007/978-3-642-74771-7

IV

Geleitwort

Die Paul-Ehrlich-Gesellschaft für Chemotherapie hat von Beginn der Aids-Forschung in der Bundesrepublik Deutschland und West-Berlin in enger Kooperation mit dem Bundesgesundheitsamt aktiv versucht, die interdisziplinäre Kooperation bei der Bearbeitung wichtiger Fragestellungen auf diesem Gebiet zu fördern und zu stimulieren.

Das Aids-Kuratorium der Gesellschaft in Frankfurt und die Studienzentrale in München waren insbesondere bei der angewandten klinischen Forschung und Betreuung von patientenorientierten Untersuchungen maßgebend beteiligt. – Neben zahlreichen bakteriellen Infektionserregern spielen gerade bei Aids-Patienten in besonderem Umfang nicht-bakterielle Erreger wie Viren, Pilze und Parasiten eine bedeutsame Rolle. Die infektiologische Forschung hat sich daher in ihrem diagnostischen und therapeutischen Spektrum – stimuliert durch Aids – erheblich verbreitert, was sich auch in den Aktivitäten der Gesellschaft widerspiegelt. Insbesondere die Pneumocystis carinii Pneumonie als die häufigste Infektion bei Aids-Patienten stellt eine dauerhafte Stimulation für wissenschaftliche Anstrengungen dar, zu wirksameren, besser verträglichen Therapieformen zu gelangen und auch eine effektive frühzeitige Prophylaxe einzusetzen.

Der Vorstand der Paul-Ehrlich-Gesellschaft für Chemotherapie begrüßt daher, daß die Sektion Antiparasitäre Chemotherapie dieses sehr wichtige Thema der Behandlung und Prophylaxe von Pneumocystis carinii Pneumonien bei Aids-Patienten aufgreift und in einem fachübergreifenden Expertengespräch von allen wissenschaftlichen und klinischen Aspekten her diskutiert. Die Beiträge dieser Tagung sollen dem praktisch tätigen Arzt wichtige Informationen und verwertbare Hinweise für die adäquate Beurteilung und Behandlung dieser Patienten geben; darüber hinaus sollen aber auch für den wissenschaftlich interessierten Arzt die offenen Probleme und die zukünftige Forschungsrichtung dargestellt werden. Es bedarf noch vieler gemeinsamer wissenschaftlicher Anstrengungen, um bei diesem wichtigen Krankheitsbild zu entscheidenden Fortschritten zu kommen, wobei diese Veranstaltung sicherlich einen nützlichen Beginn des wissenschaftlichen Gespräches darstellt.

Prof. Dr. med. *H. Lode*
Stellvertretender Vorsitzender
der Paul-Ehrlich-Gesellschaft für Chemotherapie

Vorwort

Die Pneumocystis carinii Pneumonie (Pneumocystis Pneumonitis, Pneumocystose, PcP) des Menschen war in der Vergangenheit eine sehr seltene Erkrankung, die viele Ärzte niemals in ihrem Leben gesehen haben. Kinderärzte, Ärzte, die sich mit angeborener Immuninsuffienz beschäftigt haben, und Hämatologen/Onkologen haben früher nur in Einzelfällen diese seltene Erkrankung zu sehen bekommen. Mit dem Auftreten der erworbenen Immunschwäche durch das humane Immundefizienzvirus (HIV) und der dadurch bedingten Folgekrankheit Pneumocystis carinii Pneumonie, die in den vergangenen Jahren in zigtausend Fällen aufgetreten ist, muß jeder niedergelassene Arzt und jeder Klinikarzt heute damit rechnen, mit einer PcP konfrontiert zu werden.

Während die HIV-Infektion bisher nicht geheilt werden kann, und die Immuninsuffizienz im Verlauf der HIV-Infektion trotz aller Versuche antiviraler und immunstimulierender Medikamente fortschreitet, ist dagegen der Erfolg der Therapie der PcP in den vergangenen Jahren durch Frühdiagnose und Anwendung geeigneter Medikamente und geeigneter Dosierungen deutlich gestiegen. Durch zielgerichtete Behandlung kann eine wesentliche und lebenswerte Lebensverlängerung bei Patienten mit HIV-Infektion erreicht werden. Die Kenntnisse über das Wesen der Pneumocystis carinii Pneumonie, der gezielten Diagnostik und der differenzierten Therapie und deren raschem Einsatz sollten jedem praktisch tätigen Arzt präsent sein.

Die Anwendung der bisher verfügbaren Behandlungsmöglichkeiten sind freilich begrenzt durch Allergie, Toxizität, insbesondere durch additive Toxizität bei der notwendigen Verabreichung anderer Antibiotika oder antiparasitärer oder antiviraler Medikamente. Ein neuer Weg in Therapie und Prophylaxe könnte die Anwendung von Pentamidine-Isethionat-Inhalation sein, da eine vergleichsweise geringe Menge des Medikamentes bei der Inhalation systemisch wirkt und damit die Toxizität erheblich herabgesetzt ist. Der gegenwärtige Status und die Trends in Prophylaxe und Therapie der PcP waren Inhalt eines Expertengesprächs der Sektion Antiparasitäre Chemotherapie der Paul-Ehrlich-Gesellschaft für Chemotherapie, das am 14. 12. 1988 in Köln stattfand. Die Ergebnisse dieses Expertengesprächs und die vorgetragenen Erfahrungen mit der Pentamidine-Inhalationsanwendung in Prophylaxe und Therapie sollten möglichst vielen Kollegen rasch zur Kenntnis gelangen. Dies war der Anlaß, dieses Buch aufzulegen. Der Inhalt wird bestimmt durch die während des Expertengesprächs gehaltenen Vorträge, die sich nicht nur auf den Status und die Trends der Pneumocystis carinii-Therapie und

Prophylaxe, sondern auch auf Epidemiologie, Mikrobiologie, diagnostische Verfahren und deren Wertigkeit beziehen. Für die Anwendung in der Praxis ist eine kurzgefaßte Beschreibung der Pneumocystis carinii Pneumonie mit pathologisch-anatomischen Abbildungen angefügt. Wertvoll ist auch der Beitrag über die Methodik der mikrobiologischen Diagnostik.

Das Buch dient so der allgemeinen Information über Pneumocystis carinii Pneumonie, insbesondere bei der HIV-Infektion. Darüber hinaus setzt es den interessierten Kollegen in Kenntnis über die gegenwärtige Entwicklung in Therapie und Prophylaxe. Natürlich wird hier nicht der Anspruch eines umfassenden bzw. enzyklopädischen Werkes erfüllt. Dafür ist die Information umso aktueller.

Hamburg, Mai 1989   Prof. Dr. *Manfred Dietrich*

Inhaltsverzeichnis

X

Mitarbeiterverzeichnis

DIETRICH, M., Prof. Dr.
  Bernhard-Nocht-Institut für Tropenmedizin
  Bernhard-Nocht-Straße 74, D-2000 Hamburg 36

HAEN, M., Dr.
  Medizinische Klinik und Poliklinik
  Otfried-Müller-Straße, D-7400 Tübingen

HELM, E.B., Prof. Dr.
  Klinikum der Johann-Wolfgang-Goethe-Universität
  Zentrum der Inneren Medizin
  Theodor-Stern-Kai 7, D-6000 Frankfurt 70

HÖFFKEN, G., Dr.
  Freie Universität Berlin, Universitätsklinikum Steglitz
  Hindenburgdamm 30, D-1000 Berlin 45

KONIETZKO, N., Prof. Dr.
  Leiter der Abteilung Pneumologie und Chefarzt der Ruhrlandklinik
  Tüschener Weg 40, D-4300 Essen 16

L'AGE, M., Prof. Dr.
  2. Innere Abteilung, Auguste-Viktoria-Krankenhaus
  Rubensstraße 125, D-1000 Berlin 41

LODE, H., Prof. Dr.
  Medizinische Klinik und Poliklinik, Universitätsklinikum Steglitz
  Hindenburgdamm 30, D-1000 Berlin 45

MEYER, A., Dr.
  Bernhard-Nocht-Institut für Tropenmedizin
  Bernhard-Nocht-Straße 74, D-2000 Hamburg 36

SCHWARTLÄNDER, B., Dr.
Aids-Zentrum im BGA
Reichpietschufer 74–76, D-1000 Berlin 30

SEITZ, H. M., Prof. Dr.
Institut für Medizinische Mikrobiologie der Universität Bonn
Sigmund-Freud-Straße 25, D-5300 Bonn

STASZEWSKI, S., Dr.
Infektionsambulanz der Medizinischen Poliklinik
der Johann-Wolfgang-Goethe-Universität
Theodor-Stern-Kai 7, Haus 68, D-6000 Frankfurt 70

VÖHRINGER, H. F., Dr.
Auguste-Viktoria-Krankenhaus
Rubensstraße 125, D-1000 Berlin 45

WINGEN, F., Dr.
Rhône-Poulenc Pharma GmbH
Nattermannallee 1, D-5000 Köln 30

Zur Epidemiologie von Aids in der Bundesrepublik Deutschland und West-Berlin unter besonderer Berücksichtigung der klinischen Manifestationen des Immundefekts

B. Schwartländer, M. A. Koch

Einleitung

Anfang 1982 wurden in der Bundesrepublik Deutschland die ersten Fälle von Aids diagnostiziert (einzelne Fälle wurden aufgrund von nicht mehr sicher nachprüfbaren Daten schon vor 1982 retrospektiv diagnostiziert). In den folgenden Jahren nahm die Zahl rasch zu, wobei die meisten Berichte bis heute aus den großstädtischen Ballungszentren (v. a. Berlin, Frankfurt und München) stammen. Zunächst waren nahezu ausschließlich homo- bzw. bisexuelle Männer und Bluterkranke, seit 1984 dann auch i. v.-Drogenabhängige betroffen. Bis zum 30. 11. 1988 wurden insgesamt 2664 Fälle in das zentrale Aids-Fallregister aufgenommen, wobei die Hälfte der Patienten inzwischen als verstorben gemeldet wurde (Abb. 1). Die Verteilung nach dem angegebenen Infektionsrisiko ist Tabelle 1 zu entnehmen. Über 80 % aller Fälle stammen aus den Risikogruppen der homo- bzw. bisexuellen Männer und der i. v.-Drogenabhängigen. Die verbleibenden Fälle verteilen sich

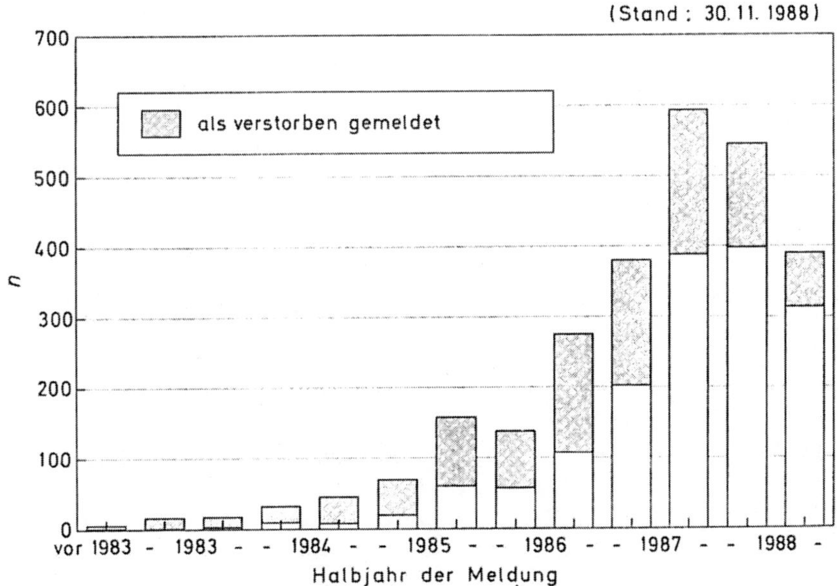

Abb. 1. Anzahl der gemeldeten Aids-Fälle in der BRD nach Halbjahr der Meldung

1

Tabelle 1. Aids-Fälle nach Infektionsrisiko und Jahr des Berichts (Stand: 30. 11. 1988)

Infektionsrisiko	Berichtsjahr														Gesamt	
	Vor 1983		1983		1984		1985		1986		1987		1988			
	n	[%]	n	[%]	n	[%]	n	[%]	n	[%]	n	[%]	n	[%]	n	[%]
Homo-/Bisexualität, m	5	83,3	27	81,8	52	67,5	178	78.4	305	73,8	706	72,6	646	69,1	1919	72,0
IVDA, m	0	0,0	0	0,0	0	0,0	10	4.4	16	3,9	64	6,6	82	8,8	172	6,5
IVDA, w	0	0,0	0	0,0	2	2,6	4	1,8	18	4,4	34	3,5	38	4,1	96	3,6
Homo-/Bisexualität/IVDA, m	0	0,0	3	9,1	2	2,6	2	0,9	3	0,7	9	0,9	7	0,7	26	1,0
Hämophilie	0	0,0	1	3,0	6	7,8	14	6,2	22	5,3	50	5,1	42	4,5	135	5,1
Transfusion, m	0	0,0	0	0,0	0	0,0	2	0,9	6	1,5	17	1,7	18	1,9	43	1,6
Transfusion, w	0	0,0	0	0,0	0	0,0	1	0,4	3	0,7	13	1,3	9	1,0	25	1,0
HRP, m	1	0,0	0	0,0	3	3,9	3	1,3	8	1.9	24	2,5	16	1,7	54	2,0
HRP, w	0	0,0	1	3,0	1	1,3	2	0,9	6	1,5	8	0,8	9	1,0	27	1,0
PPI		0,0	0	0,0	0	0,0	5	2,2	6	1,5	7	0,7	6	0,6	24	0,9
Unbekannt, m		16,7	1	3,0	10	13,0	5	2,2	15	3,6	37	3,8	49	5,2	118	4,4
Unbekannt, w		0,0	0	0,0	1	1,3	1	0,4	5	1,2	4	0,4	13	1,4	24	0,9
Gesamt	6		33		77		227		413		973		935		2664	

Abkürzungen: *IVDA* i. v.-Drogenabhängigkeit, *HRP* heterosexueller Partner mit bekanntem Infektionsrisiko, *PPI* prä- oder perinatale Infektion, *m* männlich, *w* weiblich.

auf Bluterkranke (5%), auf Personen, bei denen nach den Berichten an das Fallregister die HIV-Infektion über heterosexuelle Kontakte mit Partnern aus den Hauptrisikogruppen übertragen worden ist (3%), auf Empfänger von Blut und Blutprodukten (3%) und auf Kinder, bei denen die Infektion diaplazentar oder evtl. unter der Geburt übertragen wurde (1%). In 135 Fällen (5%) lagen keine Angaben zum Infektionsrisiko vor bzw. konnte kein Infektionsrisiko ermittelt werden. Auffällig ist, daß sowohl bei den Fällen mit vermuteter Infektion über heterosexuelle Kontakte (55 Männer und 26 Frauen) als auch bei den Fällen ohne Risikoangaben (114 Männer und 23 Frauen) der Anteil der Männer mit 68% bzw. 83% sehr hoch ist. Aufgrund der Tatsache, daß es mehr heterosexuell aktive infizierte Männer als Frauen gibt (Bisexuelle, Drogenabhängige, Bluterkranke) und der durch bisherige Erfahrungen gestützten Annahme, daß die HIV-Infektion eher leichter von Mann zu Frau als umgekehrt übertragen wird, liegt die Vermutung nahe, daß bei einem Teil dieser Männer tatsächlich ein „klassisches" Infektionsrisiko (homosexuelle Kontakte bzw. i.v.-Drogenabhängigkeit) vorgelegen hat.

Diagnose „Aids"

Da nur bei einem geringen Teil der Fälle dem Aids-Zentrum Verlaufsdaten durch wiederholte Meldungen übermittelt werden, können hier sinnvolle Aussagen nur zur Manifestation des Immundefekts gemacht werden, die zur Meldung als Aids-Fall geführt hat (Erstmanifestation). Die Analyse von Krankheitsverläufen muß klinischen Studien vorbehalten bleiben. Als Erstmanifestationen werden die Erkrankungen gezählt, die nach den Kriterien der Center of Disease Control (CDC)/WHO zur Diagnose „Aids" führen. Tabelle 2 gibt Aufschluß über die Erstmanifestationen, aufgeschlüsselt nach Infektionsrisiko der gemeldeten Patienten. Opportunistische Infektionen (OI) haben in 70,5% der Fälle zur Diagnose „Aids" geführt, in 0,2% eine lymphoide interstitielle Pneumonie (bei Kindern unter 13 Jahren). In weiteren 5,4% wurde gleichzeitig mit einer opportunistischen Infektion auch ein Kaposi-Sarkom (KS) diagnostiziert. In 17,3% der Fälle führte allein das Vorliegen eines KS zur Aids-Diagnose, in 3% ein Malignom. Seit der Revision der CDC-Falldefinition im Herbst 1987 werden bei einigen opportunistischen Infektionen und beim Kaposi-Sarkom auch Verdachtsdiagnosen, der sog. Aids-Dementia-Komplex oder HIV-Enzephalopathie (ADC) und das Wasting-Syndrom, beim Vorliegen einer HIV-Infektion als Aids-Diagnosen gewertet. Aufgrund der sehr guten Zusammenarbeit mit den behandelnden Ärzten wurden Fälle bei eindeutiger Klinik mit diesen Diagnosen schon vor der offiziellen Revision der Falldefinition z.T. rückwirkend in das Aids-Fallregister aufgenommen. Insgesamt wurden so bis zum 30. 11. 1988 61 Fälle mit ADC (2,3%) und 28 Fälle mit einem Wasting-Syndrom (1,1%) registriert. Wie in den USA wird das Kaposi-Sarkom auch hier überwiegend bei homo- und bisexuellen Männern beobachtet. Bemerkenswert ist, daß das Kaposi-Sarkom bei Männern, bei denen als vermuteter Infektionsweg heterosexuelle Kontakte angegeben wurden, und bei Männern mit unbestimmtem Infektionsrisiko der Anteil an Kaposi-

Tabelle 2. Erstmanifestation des Immundefekts nach Infektionsrisiko (Stand: 30. 11. 1988)

Infektionsrisiko	Erstmanifestation														Gesamt
	OI		KS		OI und KS		Malignome		ADC		LIP		Wast.-Syndr.		
	n	[%]	n	[%]	n	[%]	n	[%]	n	[%]	n	[%]	n	[%]	
Homo-/Bisexualität, m	1274	66,4	406	21,2	135	7,0	60	3,1	31	1,6	0	0,0	13	0,7	1919
IVDA, m	139	80,8	11	6,4	1	0,6	7	4,1	10	5,8	0	0,0	4	2,3	172
IVDA, w	83	86,5	2	2,1	0	0,0	2	2,1	3	3,1	0	0,0	6	6,3	96
Homo-/Bisexualität/IVDA, m	20	76,9	3	11,5	2	7,7	0	0,0	1	3,8	0	0,0	0	0,0	26
Hämophilie	119	88,1	1	0,7	0	0,0	5	3,7	8	5,9	0	0,0	2	1,5	135
Transfusion, m	38	88,4	1	2,3	0	0,0	2	4,7	0	0,0	1	3,8	2	4,7	43
Transfusion, w	22	84,6	0	0,0	0	0,0	0	0,0	3	11,5	0	0,0	0	0,0	26
HRP, m	40	74,1	7	13,0	3	5,6	3	5,6	1	1,9	0	0,0	0	0,0	54
HRP, w	24	88,9	1	3,7	0	0,0	1	3,7	1	3,7	0	0,0	0	0,0	27
PPI	17	70,8	0	0,0	0	0,0	0	0,0	2	8,3	5	20,8	0	0,0	24
Unbestimmt, m	82	69,5	28	23,7	2	1,7	5	4,2	1	1,8	0	0,0	0	0,0	118
Unbestimmt, w	21	87,5	1	4,2	1	4,2	0	0,0	0	0,0	0	0,0	1	4,2	24
Gesamt	1879	70,5	461	17,3	144	5,4	85	3,2	61	2,3	6	0,2	28	1,1	2664

Abkürzungen: s. Tabelle 1, außerdem *OI* opportunistische Infektionen, *KS* Kaposi-Sarkom, *ADC* Aids-Dementia-Komplex/HIV-Enzephalopathie, *LIP* lymphoide interstitielle Pneumonie (Kinder unter 13 Jahren).

Sarkomen sehr hoch ist. Auch diese Beobachtung spricht für die obengenannte Vermutung, daß ein großer Teil dieser Männer ein „klassisches" Infektionsrisiko hatte.

Kaposi-Sarkom vs. opportunistische Infektion als Erstmanifestation

Der Anteil der Fälle, bei denen ein Kaposi-Sarkom als Erstmanifestation diagnostiziert wurde, nahm von 24 % im Jahr 1984 auf 11 % im Jahr 1988 ab. Entsprechend zugenommen hat der Anteil der Fälle, bei denen eine opportunistische Infektion zur Diagnose Aids geführt hat (Tabelle 3). Dieselbe Bewegung zeigt auch die Analyse der Aids-Fälle in den USA (Abb. 2a, b). Diese Änderung ist bei verbesserter Kenntnis über den Ablauf der HIV-Erkrankung am ehesten auf die verbesserte und umfangreichere Diagnostik von opportunistischen Infektionen zurückzuführen, die, wie gezeigt, bei weitem die häufigsten Komplikationen bei Aids-Kranken darstellen. Eine weitere Erklärung könnte für die Bundesrepublik Deutschland auch die Zunahme des relativen Anteils der Aids-Kranken i. v.-Drogenabhängigen sein, bei denen ein Kaposi-Sarkom nur sehr selten beobachtet wird (Abb. 3a). Diese Erklärung trifft jedoch nicht im gleichen Umfang für die USA zu, wo der Anteil der i. v.-Drogenabhängigen von Anfang an sehr hoch war und im Verlauf nur unwesentlich zugenommen hat (Abb. 3b). Dieser in den USA im Vergleich zur BRD deutlich höhere relative Anteil an Drogenabhängigen bei den Aids-Fällen kann aber den insgesamt höheren Anteil an Fällen erklären, bei denen aufgrund von opportunistischen Infektionen die Diagnose „Aids" gestellt wurde.

Vergleich Bundesrepublik Deutschland – USA

Einen Überblick über die opportunistischen Infektionen bei Erstmanifestation für die BRD und die USA gibt Abb. 4. Bei einem Teil der Patienten wurden mehrere Infektionen gleichzeitig diagnostiziert. Wie auch aus Abb. 5a, b hervorgeht, ist die Pneumocystis carinii Pneumonie (PcP) mit Abstand die häufigste Diagnose, gefolgt von der Canadiainfektion des Ösophagus und der zerebralen Toxoplasmose. In einzelnen Fällen wurden eine generalisierte Herpes zoster Infektion, eine bakterielle Sepsis, Candidainfektionen der Bronchien oder der Lungen bzw. eine Candidameningitis und andere opportunistische Infektionen diagnostiziert. Bemerkenswert ist, daß der Anteil an Fällen mit PcP in den USA deutlich höher ist als in der BRD. Die wahrscheinlichste Erklärung für diese Tatsachen ist, daß HIV-kranke Patienten in den USA erst in weiter fortgeschrittenen Stadien der HIV-Infektion mit schweren Krankheitssymptomen in die Behandlung kommen. Diese Erklärung ist bei Kenntnis des amerikanischen Gesundheitssystems durchaus plausibel. Zunächst ungeklärt bleibt jedoch, warum eine PcP in den USA seltener allein aufgrund eines klinischen Verdachts diagnostiziert wurde. Ob hier bei fortgeschritteneren Krankheitsstadien ein Erregernachweis häufiger gelingt, oder ob dieser Unterschied durch ein insgesamt anderes diagnostisches Vorgehen

Tabelle 3. Erstmanifestationen des Immundefekts nach Jahr der Diagnose (Stand: 31. 10. 1988)

Erstmanifestation	Jahr der Diagnose															
	Vor 1983		1983		1984		1985		1986		1987		1988		Gesamt	
	n	[%]	n	[%]	n	[%]	n	[%]	n	[%]	n	[%]	n	[%]	n	[%]
OI	12	70,6	23	53,5	78	62,4	190	62,9	354	66,3	673	72,6	483	76,4	1813	70,3
KS	4	23,5	13	30,2	30	24,0	75	24,8	115	21,5	134	14,5	69	10,9	440	17,1
OI und KS	0	0,0	3	7,0	10	8,0	16	5,3	36	6,7	46	5,0	28	4,4	139	5,4
Malignome	1	5,9	2	4,7	5	4,0	13	4,3	14	2,6	26	2,8	18	2,8	79	3,1
ADC	0	0,0	1	2,3	1	0,8	7	2,3	11	2,1	33	3,6	24	3,8	77	3,0
LIP	0	0,0	0	0,0	0	0,0	0	0,0	2	0,4	4	0,4	0	0,0	6	0,2
Wasting Syndrom	0	0,0	1	2,3	1	0,8	1	0,3	2	0,4	11	1,2	10	1,6	26	1,0
Gesamt	17		43		125		302		534		927		632		2580	

Abkürzungen: s. Tabellen 1 und 2.

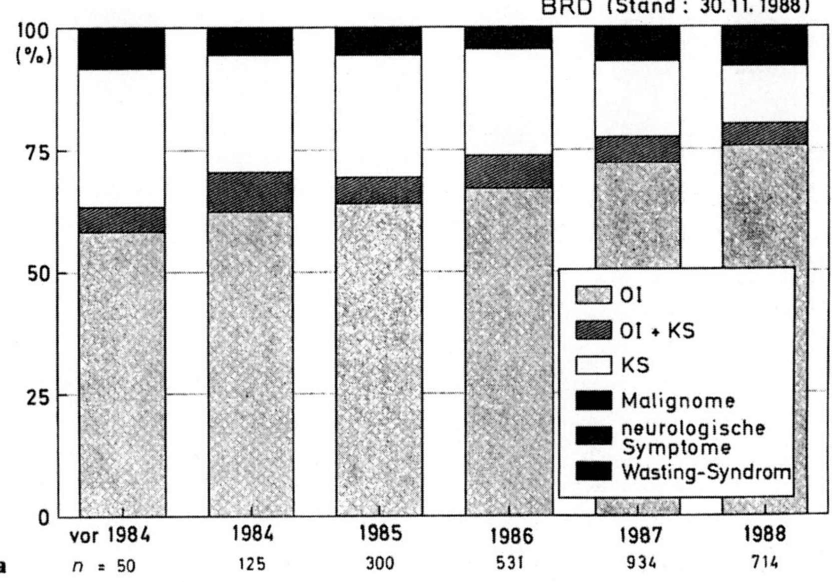

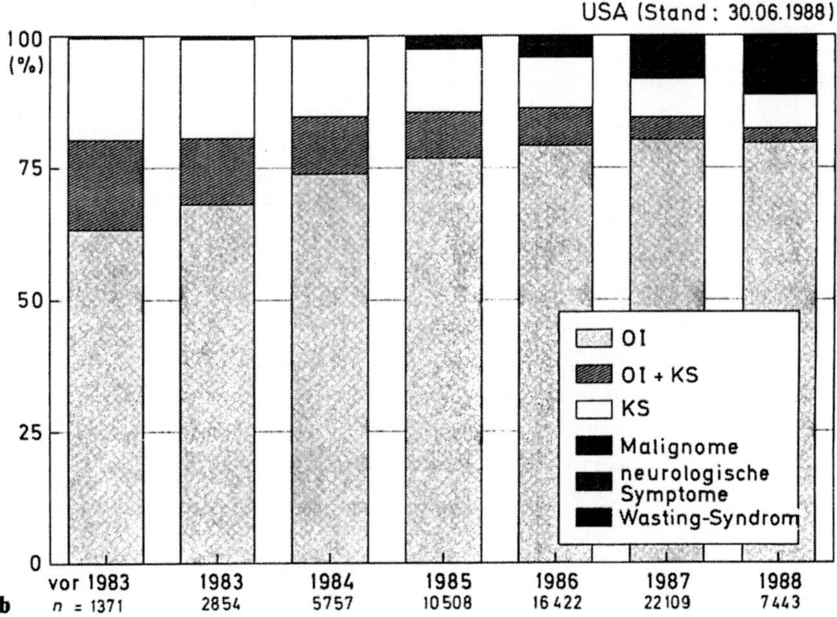

Abb. 2a, b. Erstmanifestation nach Jahr der Diagnose für die Aids-Fälle in der Bundesrepublik Deutschland (einschließlich West-Berlin) und in den USA

7

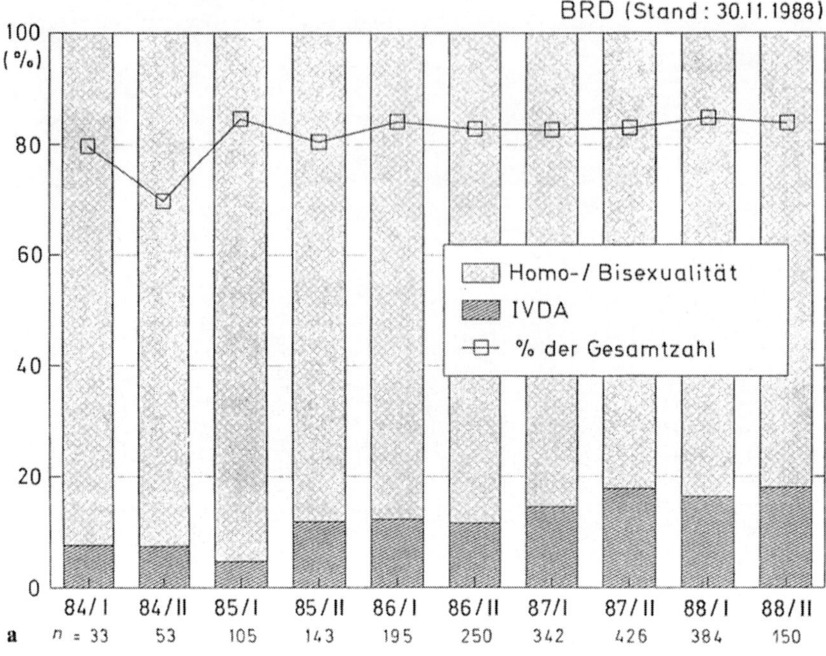

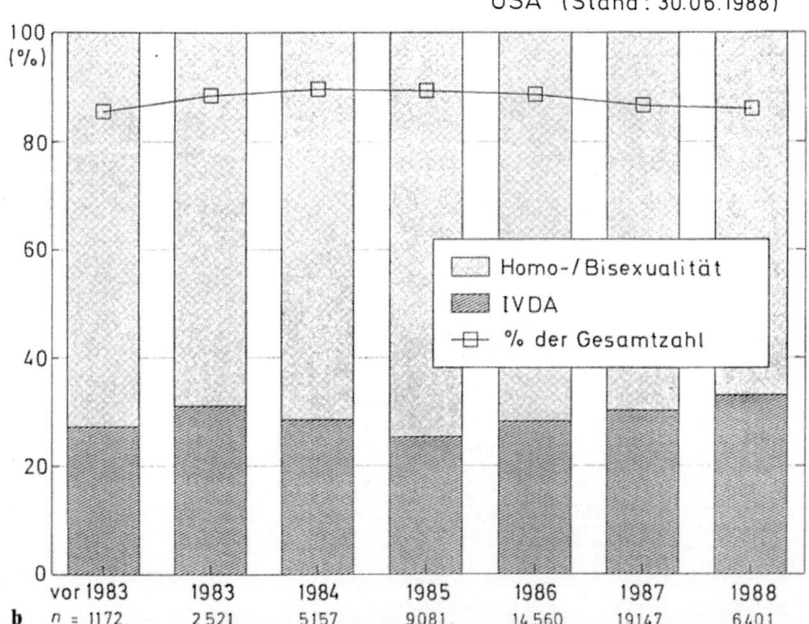

Abb. 3a, b. Anteil der homo- bzw. bisexuellen Männer und i.v.-Drogenabhängigen an der Gesamtzahl der Aids-Fälle. Er ist für die Bundesrepublik Deutschland einschließlich West-Berlin und die USA kontinuierlich über 80% *(Linie)*. Der relative Anteil für Homo-/Bisexuelle und i.v.-Drogenabhängige (IVDA) ist in den Säulen dargestellt

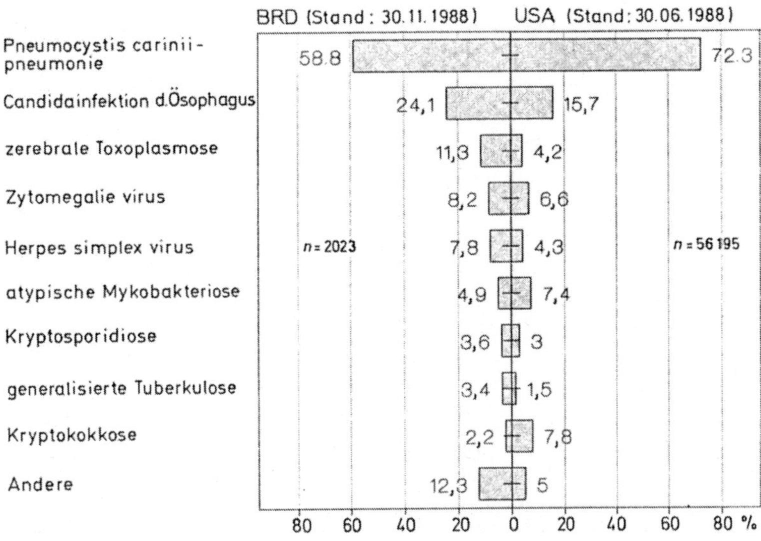

Abb. 4. Häufigkeit verschiedener Infektionen, die (z. T. gemeinsam mit einem KS) zur Diagnose „Aids" führten. Bei einem Teil der Patienten lagen mehrere Infektionen gleichzeitig vor

erklärt werden muß, kann auf der Basis der vorliegenden Daten nicht entschieden werden.

Eine eingehendere Analyse der Daten der Aids-Fälle in der Bundesrepublik Deutschland und West-Berlin zeigt auch hier beim Vergleich der Daten aus verschiedenen internistischen Zentren z. T. erhebliche Unterschiede in der Häufigkeit der Diagnose bestimmter opportunistischer Infektionen. In Abb. 6 ist beispielhaft ein Überblick über die berichteten Diagnosen zum Zeitpunkt der Erstmanifestation für die Patienten gegeben, bei denen opportunistische Infektionen (z. T. bei gleichzeitiger Diagnose eines Kaposi-Sarkoms) zur Diagnose „Aids" führten. Die behandelten Kollektive sind sowohl in ihrer Altersstruktur als auch in der Verteilung nach Infektionsrisiko vergleichbar. Bemerkenswert ist beispielsweise, daß in einem Zentrum (Berlin 2) seltener eine PcP und entsprechend häufiger eine zerebrale Toxoplasmose bei Erstmanifestation des Immundefekts diagnostiziert wurde. Dieses Zentrum hat sich schon früh um die Erkennung und Behandlung der Toxoplasmose verdient gemacht. Ähnliche Unterschiede finden sich auch für CMV und atypische Mykobakteriosen in anderen Zentren. Diese Unterschiede können bei den hohen Fallzahlen nicht befriedigend mit individuellen Unterschieden in den Patientenkollektiven erklärt werden. Bei der Vielfalt der Infektionen und der Symptomatik spiegeln die Unterschiede Schwerpunkte in Forschung und diagnostischem Vorgehen wider. Aus diesen Daten kann jedoch, wie bereits oben erwähnt, nicht auf den weiteren Verlauf der Erkrankung und auf

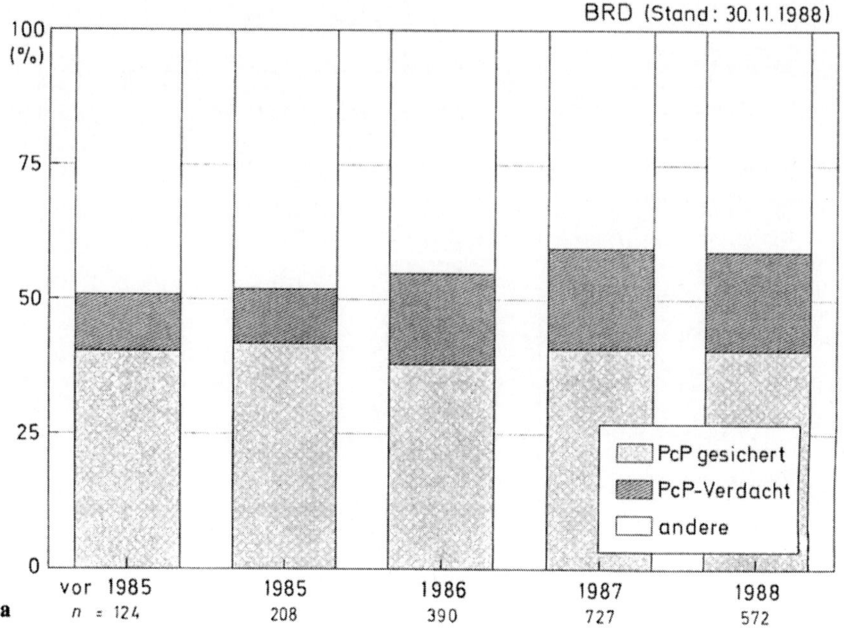

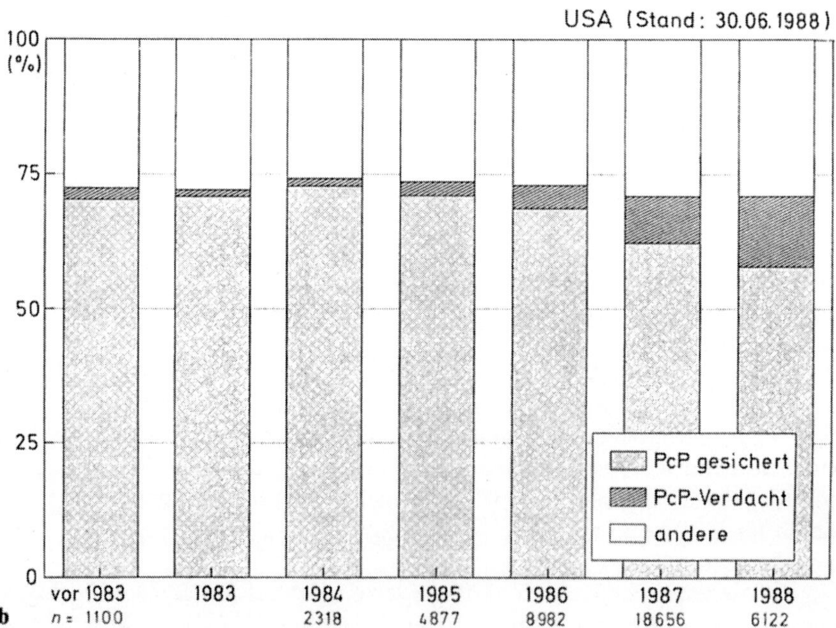

Abb. 5a, b. Anteil der PcP an den opportunistischen Infektionen, die (z. T. gemeinsam mit einem KS) zur Diagnose „Aids" führten, aufgeschlüsselt nach Jahr der Diagnose

10

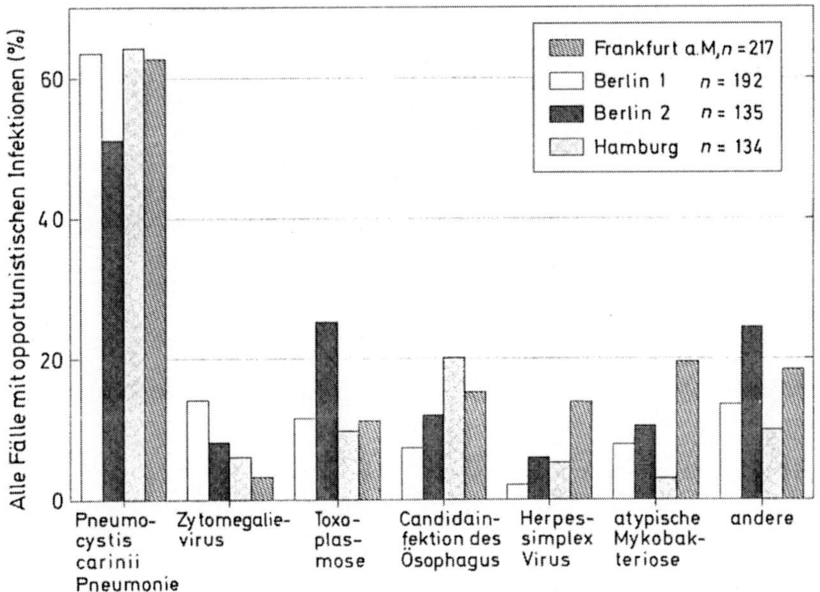

Abb. 6. Häufigkeit verschiedener Infektionen, die (z. T. gemeinsam mit einem KS) zur Diagnose „Aids" führten, für verschiedene internistische Zentren in der Bundesrepublik Deutschland und West-Berlin. Bei einem Teil der Patienten lagen mehrere Infektionen gleichzeitig vor

ggf. weitere Diagnosen geschlossen werden. Es ist nicht zu vermuten, daß Infektionen durch ubiquitär vorhandene Keime, wie Pc oder atypische Mykobakterien, bei uns seltener auftreten als in den USA.

Ausblick

Die Zahl der gemeldeten Aids-Fälle in der Bundesrepublik Deutschland und West-Berlin ist 1988 etwa so hoch wie 1987 (Abb. 1). Entgegen der noch Anfang des Jahres geäußerten Befürchtung einer doppelt so hohen Anzahl von Meldungen für 1988 deutet sich hier eine Abnahme in den anfangs exponentiellen Zuwachsraten an. Eine befriedigende Erklärung für diese Entwicklung, die auch in anderen Ländern beobachtet wird, steht noch aus. Ob eine frühe Behandlung mit AZT oder die Prophylaxe bestimmter opportunistischer Infektionen hierbei eine Rolle spielt, kann heute nicht beurteilt werden. Die Behandlung der Patienten und insbesondere eine gezielte Prophylaxe wird sich in Zukunft auf die weitere Entwicklung auswirken. Der heute bereits möglichen und durchgeführten Prophylaxe der PcP kommt bei der Häufigkeit dieser Erkrankung größte Bedeutung zu. In jedem Fall wird die Zahl der behandlungsbedürftigen HIV-Kranken in nächster Zukunft weiter steigen. Im Vergleich zu den homo- und bisexuellen Männern ist

HIV erst relativ spät in die Population der i. v.-Drogenabhängigen eingebrochen und hat sich dann schnell innerhalb dieser Population verbreitet. Da diese Gruppe besonders schwer durch Aufklärungs- und Präventionsmaßnahmen erreicht wird, wird ihr relativer Anteil an den Aids-Fällen noch weiter steigen. Die stationäre Behandlung der i. v.-Drogenabhängigen in den verschiedenen Zentren wird deshalb in zunehmendem Maße ein Problem darstellen.

Es wird weiterhin notwendig bleiben, die Epidemiologie der HIV-Infektion und der HIV-Krankheit zu verfolgen. Dies ist nur durch die Berichte der behandelnden Kolleginnen und Kollegen möglich. Wir möchten an dieser Stelle allen für ihre Unterstützung danken. Besonderer Dank gilt auch dem CDC für die Überlassung ihrer Daten.

Auszug aus der Diskussion:

Frage: Können Sie aus den Daten verstorbener Patienten ableiten, wie häufig die PcP bei solchen Patienten gewesen ist?

Antwort: Wir können vernünftige Aussagen eigentlich nur zur Erstmanifestation machen, und diese Daten werden nicht primär die tatsächlichen Krankheitsspektren wiederspiegeln können, sondern sie sind überlagert durch Schwerpunkte in der Diagnostik und Schwerpunkte in der Behandlung der einzelnen Zentren. Es ist überhaupt nicht anzunehmen, daß in der BRD eine PcP tatsächlich seltener vorkommt als in den USA, es sei denn es liegt daran, daß hier eine bessere Prophylaxe betrieben wird, aber das dürfte für die Vorjahre eigentlich nicht zutreffen. Die Prophylaxe wird sich in Zukunft sicherlich sehr viel stärker auswirken.

Mikrobiologische Aspekte
(Erreger, Nachweismethoden, Tiermodelle)

H. M. Seitz

Entdeckung und Zuordnungsprobleme

Seit fast 80 Jahren ist die Existenz des Erregers bekannt, den wir herkömmlicherweise Pneumocystis carinii nennen. Obwohl sich Forscher verschiedener Nationen seither intensiv mit diesem Parasiten befaßt haben, ist unser Kenntnisstand über die Mikrobiologie von Pneumocystis noch dürftig. Im Jahre 1909 entdeckte Carlos Chagas in den Lungen von mit Trypanosoma cruzi infizierten Meerschweinchen Parasitenstadien mit bis zu 8 Kernen, die er für Teilungsformen des Trypanosoms hielt. Carini sowie andere Autoren bestätigten diesen Befund und fanden morphologisch identische Parasiten bei Ratten, Kaninchen, Katzen, Hunden, Ziegen und Schafen, die mit Trypanosomen infiziert waren, etwa T. gambiense, T. equinum, T. congolense und T. equiperdum. Das Forscherehepaar Delanoe kam 1912 nach einer sorgfältigen Analyse des Pneumocystisbefalls bei Ratten zu dem Schluß, daß keine Entwicklungsstadien der Trypanosomen vorlagen, sondern ein eigenständiger Parasit (zit. nach Carini u. Maciel 1916). Die Erstbeschreiber, Chagas u. Carini, sprachen ohne weitere Differenzierung von einem Protozoon, Delanoe u. Delanoe dagegen von Kokzidien. Vanek u. Jírovec (1952) ordneten Pneumocystis den Haplosporidien zu, während Giese (1953) davon überzeugt war, daß Pneumocystis ein Pilz sei. Klarheit über die Zuordnung konnte bis heute nicht erreicht werden. Es ist zwar allgemein akzeptiert, daß sich v. a. die Parasitologen mit Pneumocystis befassen, doch haben Analysen der DNS-Sequenz und der Nukleotidzusammensetzung der Ribosomen-RNS Anhaltspunkte für eine nahe Verwandtschaft mit Saccharomyces und Neurospora (Edman et al. 1988; Stringer et al. 1988) geliefert. Andererseits metabolisiert Pneumocystis Fette in einer Weise, wie es für Pilze außerordentlich ungewöhnlich wäre (Kaneshiro et al. 1988). Auch ist auffällig, daß antimykotisch wirksame Medikamente bei Pneumocystisinfektionen keine Wirkung zeigen; ebenso sind sämtliche Versuche einer Kultur auf Pilznährböden bisher gescheitert. Die widersprüchlichen Befunde machen es unmöglich, zu entscheiden, wo Pneumocystis taxonomisch unterzubringen ist.

Wirtsspezifität

Ebenso ungelöst, aber von größerer praktischer Bedeutung ist die Frage, ob die Pneumocystisparasiten, die bei verschiedenen Wirtsspezies zu finden sind, *einer*

Art angehören oder unterschiedlichen Arten, d. h. ob Pneumocystis ein Parasit mit geringer Wirtsspezifität ist. In diesem Fall wäre die Infektion eine Zoonose. Wenn damit die Möglichkeit bestünde, daß der Mensch die Infektion von Tieren erwirbt, wären die epidemiologischen Gegebenheiten selbstverständlich ganz andere als bei einer Übertragung ausschließlich von Mensch zu Mensch. Vergleichende Antigenanalysen von Pneumozysten aus Ratten mit Pneumozysten aus menschlichen Lungen lassen neben gemeinsamen Antigenen auch mehrere Antigene erkennen, die jeweils spezifisch für die Parasiten unterschiedlicher Herkunft sind (Fishman 1988; Kovacz et al. 1988b; Walzer u. Rutledge 1980). Serologische Befunde und prinzipielle Überlegungen haben Frenkel (1976) veranlaßt, entschieden dafür zu plädieren, daß entsprechend den taxonomischen Regeln nur Rattenparasiten als P. carinii bezeichnet werden sollten, während der beim Menschen vorkommende Parasit als eine getrennte Art betrachtet werden sollte, für die Frenkel die Bezeichnung *P. jiroveci* vorschlug. Diese Differenzierung hat sich jedoch im Sprachgebrauch bis heute nicht durchsetzen können.

Auch über den Lebenszyklus von P. carinii gibt es keine einheitliche Anschauung (Vavra u. Kucera 1970). Elektronenmikroskopische Untersuchungen des Rattenparasiten haben japanische Parasitologen aufgrund wohldokumentierter Einzelstudien zur Annahme eines recht komplizierten Entwicklungszyklus gebracht, der als Stadien haploide und diploide Trophozoiten, Präzysten und Zysten umfaßt (Matsumoto u. Yoshida 1986; s. Abb. 1).

Des weiteren ist das Erregerreservoir von Pneumocystis unbekannt. Wir haben jedoch guten Grund zu der Annahme, daß der Parasit – unabhängig davon, ob man eine oder mehrere Arten annimmt – weit verbreitet ist und daß er in den

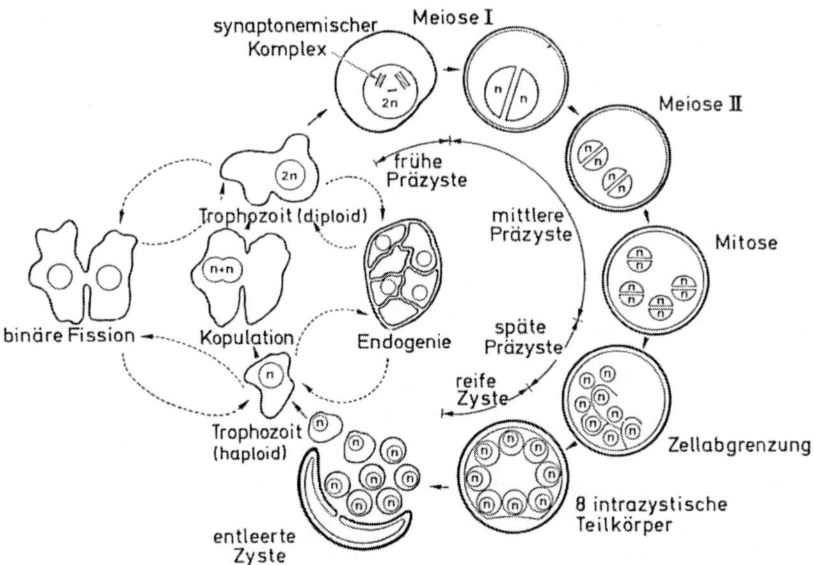

Abb. 1. Zyklus von Pneumocystis carinii. Die aufgeführten Stadien sind bei elektronenmikroskopischen Untersuchungen identifiziert worden. Sie sind in den Alveolen infizierter Ratten zu finden. (Nach Matsumoto u. Yoshida 1986)

Lungen seiner Wirte in geringer Dichte vorkommt, offensichtlich in Schach gehalten vom Immunsystem, solange dieses normal funktioniert. Zeigt das Immunsystem Schwächen, sei es wegen Unreife, wie bei Frühgeborenen und unterernährten Neugeborenen, sei es bei therapeutischer oder krankheitsbedingter Immunsuppression, vermehrt sich der Parasit in den Alveolen, bis dichtgepackte und verbackene Parasitenmassen, die aus Trophozoiten und Zysten bestehen, die Alveolen ausfüllen und den Gasaustausch blockieren.

Nachweismethoden

Wichtig für die Diagnostik ist, daß die Parasiten offensichtlich fest an den Alveolenwänden haften und nur in äußerst geringer Zahl, wenn überhaupt, im Sputum erscheinen. Daher ist die Untersuchung von spontan gefördertem Sputum für den diagnostischen Nachweis von Pneumocystis nicht geeignet. Für die Diagnose muß vielmehr Material aus den Alveolen zur Verfügung stehen. Aggressive Techniken wie Thorakotomien oder transbronchiale Lungenbiopsien werden heute zur Materialgewinnung nur noch ausnahmsweise und in besonders gelagerten Fällen angewandt. Dagegen sind 2 Methoden zur Materialgewinnung besonders geeignet: Zum einen v. a. die bronchoalveoläre Lavage (Wiessmann 1987), die besonders dann, wenn sie nach Röntgenaufnahmen gezielt durchgeführt wird, mit hoher Zuverlässigkeit gutes, diagnostisch verwertbares Material liefert. Die Dehnung des Lungengewebes durch die injizierte Spülflüssigkeit in einem größeren Areal führt zur Ablösung des parasitenreichen Alveoleninhalts, der sich dann in der rückgewonnenen Spülflüssigkeit durch Zentrifugation konzentrierten und zu mikroskopischen Präparaten verarbeiten läßt (Technik s. Anhang S. 147–150).

Bei der Darstellung von Pneumocystis sind grundsätzlich 3 Typen von Färbungen zu unterscheiden:

1. Färbung der zellulären Komponenten

Die klassische Giemsa-Färbung färbt die Kerne der Parasiten in üblicher Weise rot, das Zytoplasma blau. Die Zystenwand wird nicht angefärbt, sie ist höchstens als negative, kreisrunde Aussparung um die typisch gelagerten intrazystischen Körperchen zu erkennen (Abb. 2 und 3).

2. Färbung der Zystenwände

Die Grocott-Färbung, aber auch die Färbung mit Toluidinblau färben die Zystenwände an, während intrazystische Körperchen und Trophozoiten in der Regel nicht zu erkennen sind. Die Grocott-Färbung ist besonders wichtig, weil sie sehr zuverlässig besondere Strukturen darstellt, die für Pneumocystis spezifisch sind. Es sind dies jeweils 2 symmetrisch zueinander angeordnete klammerartige Strukturen, die besonders viel Silber aufnehmen (Abb. 4–6). Die größte Gefahr bei der

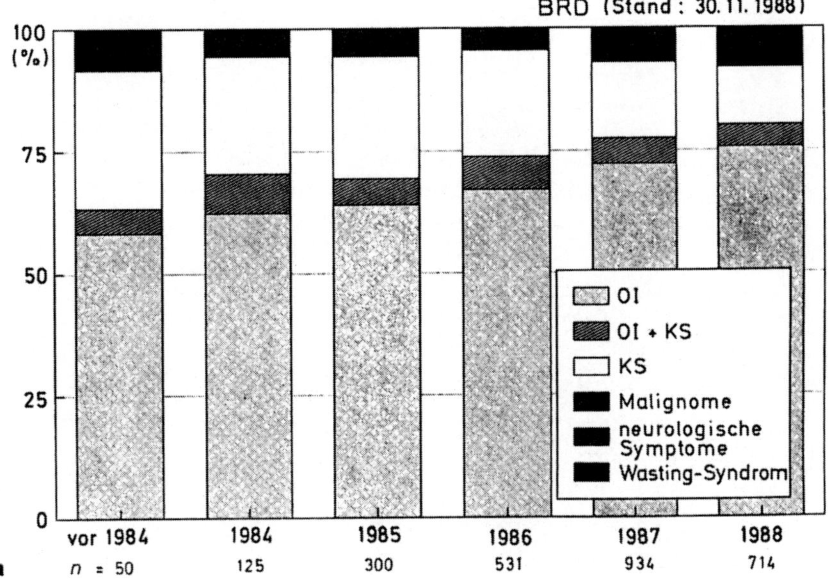

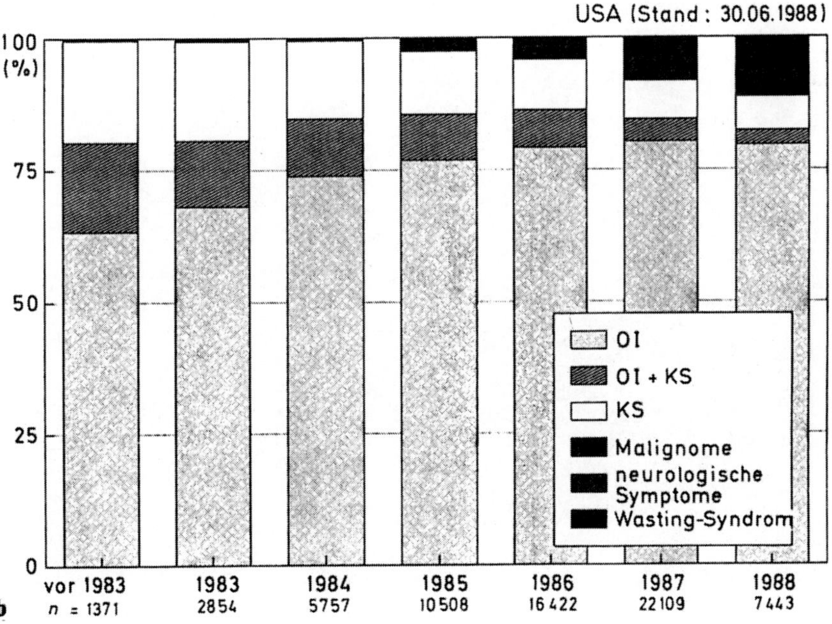

Abb. 2a, b. Erstmanifestation nach Jahr der Diagnose für die Aids-Fälle in der Bundesrepublik Deutschland (einschließlich West-Berlin) und in den USA

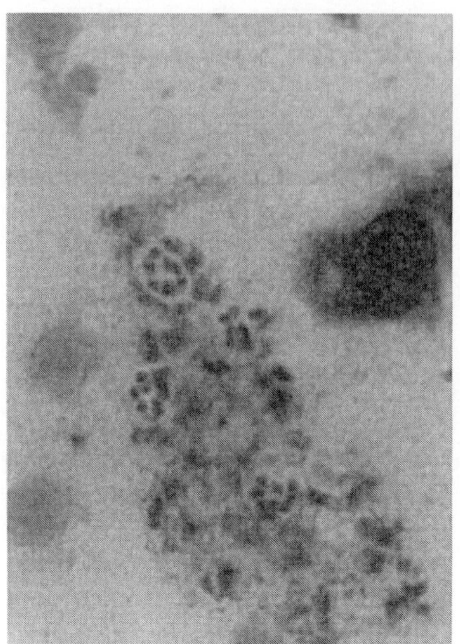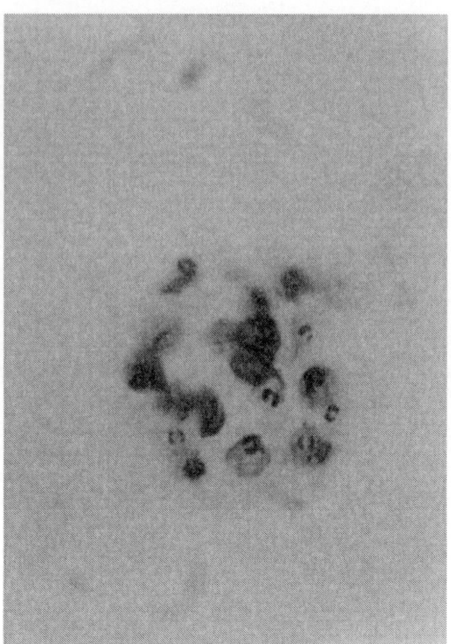

Abb. 4. Pneumocystis in der BAL eines Aids-Patienten. *Links* Giemsa-Färbung: Parasitenkonglomerat mit Zysten (8 intrazystische Körperchen, von einem hellen Hof umgeben, der der Zystenwand entspricht) und Trophozoiten; *rechts* Grocott-Färbung: Zystenwände grau bis schwarz dargestellt. Charakteristisch die klammerartigen Strukturen, die wahrscheinlich der Zystenwand angehören

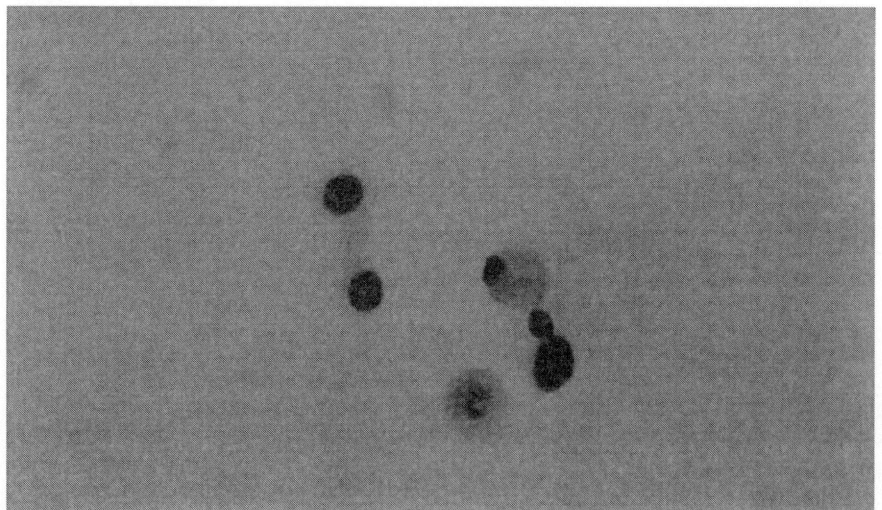

Abb. 5. Pneumocystis und Pilze in der BAL. Grocott-Färbung. Zwei Pneumocystis Zysten neben 3 Pilzelementen, von denen eines eine Sprossung zeigt. Vor allem dann, wenn reichlich Pilze und wenig Pneumozysten vorhanden sind, werden die Parasiten leicht übersehen. Der Nachweis der klammerartigen Strukturen beweist das Vorhandensein von Pneumocystis

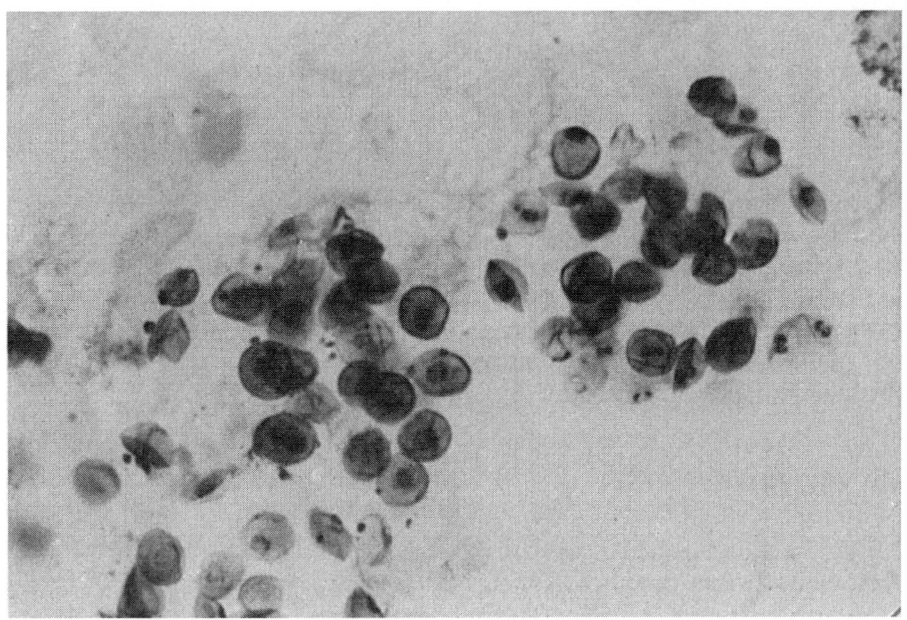

Abb. 6. Pneumocystis in der BAL eines Aids-Patienten. Grocott-Färbung. Reichlich typische Pneumocystis Zysten.

mikroskopischen Parasitendiagnose besteht in der Verwechslung von Pneumocystis mit Pilzen. Diese haben jedoch keine derartigen Klammern. Die wegen der einfacheren Technik häufig verwendete Färbung mit Toluidinblau nach einem vorausgehenden Sulfatierungsschritt stellt diese Klammern nicht dar und ist deshalb mit einer gewissen Unsicherheit belastet.

3. Immunfluoreszenzfärbung

Kürzlich wurde von der Verwendung monoklonaler Antikörper zur spezifischen Anfärbung von Pneumocystis carinii berichtet (Kovacz et al. 1988a). Es müssen sorgfältig kontrollierte Studien abgewartet werden, um die Frage zu klären, ob die aufgrund theoretischer Überlegungen sehr attraktive Methode bei der praktischen Anwendung hält, was sie verspricht. Eigene Erfahrungen sind bisher nicht sehr ermutigend gewesen.

Pneumozysten sind recht stabile Strukturen. Selbst wenn das Untersuchungsmaterial 3 Tage bei Zimmertemperatur gelagert wird, sind sie – zumindest nach Giemsa- und Grocott-Färbung – noch gut zu erkennen. Ab dem 4. Tag wird dies allerdings schwerer. Selbstverständlich erschwert das Überwuchern von Pilzen oder Bakterien in einer Bronchiallavage, die erst nach längerer Zeit verarbeitet wird, sehr das Auffinden von Pneumozysten.

Bei der Untersuchung von Bronchiallavagen, die mehrere Tage nach Behandlungsbeginn gewonnen wurden, ist es immer wieder überraschend zu sehen, wie die Erreger persistieren. Wir konnten bei einem Patienten im Laufe von 2 Jahren zahlreiche Proben untersuchen. Auch 14 Tage nach einer hochdosierten Cotrimoxazol-Behandlung, die zu einem fast vollständigen Verschwinden der zuvor ausgeprägten Atembeschwerden geführt hatte, waren noch reichlich Pneumozysten zu finden. Bei der Obduktion zeigte sich dann, daß Pneumocystis noch in den meisten Alveolen vorhanden waren, obwohl der Patient in der Endphase seiner Erkrankung keine pulmonalen Symptome mehr hatte. Da uns inzwischen mehrere derartige Beobachtungen vorliegen, müssen wir annehmen, daß es auch einer klinisch erfolgreichen Therapie nicht gelingt, die Erreger zu eliminieren. Die Regelmäßigkeit, mit der Rückfälle der Pneumocystis Pneumonie auftreten, wäre durchaus vereinbar mit dieser Annahme.

Tiermodelle

Forschungen an Pneumocystis werden erschwert durch den Umstand, daß bis heute eine wirkliche In-vitro-Züchtung nicht gelungen ist. Zwar sind verschiedene Methoden für eine Kurzzeitkultur beschrieben worden, meistens mit Hilfe von sog. „Feeder-cell-Kulturen", doch kommt es nicht zu einer wirklichen Vermehrung, sondern offensichtlich nur zur Ausreifung präformierter Stadien. Für die Vermehrung des Erregers ist man deshalb auf Tiermodelle angewiesen. Ratten sind besonders geeignete Wirte (Frenkel et al. 1966). Durch eine experimentelle Immunsuppression mit Kortikoiden lassen sich bei vielen Rattenstämmen innerhalb von 8–12 Wochen massive Pneumozystosen provozieren. Eine Proteinmangeldiät scheint die Entwicklung der Parasiten zu unterstützen. Auch in Kaninchen und anderen Tieren läßt sich die Pneumozystose durch künstliche Immunsuppression erzeugen. Wir selbst bevorzugen die thymusdefiziente Nacktratte als Modell, die spontan eine Pneumozystose entwickelt (Ziefer et al. 1986). Begleitende Pilz- und Bakterieninfektionen, die nur unvollkommen beherrscht werden können, machen es sehr schwer, vergleichbare Untersuchungsreihen durchzuführen – sicher ein Umstand, der einen Teil der widersprüchlichen Ergebnisse erklärt.

Die Lückenhaftigkeit unserer Kenntnisse über Pneumocystis ist nicht verwunderlich. Mit den HIV-infizierten Patienten ist mikrobiologisch gesehen eine neue Art Wirt aufgetreten: ein Wirt, der dem Erreger keinen oder nur geringen Widerstand entgegensetzt, ihm dabei aber anscheinend vom nutritiven Aspekt her gesehen hervorragende Vermehrungsbedingungen bietet. Für diese Gegebenheiten spricht die Schwierigkeit, die die In-vitro-Kultur macht. Erst wenn dieses Problem zufriedenstellend gelöst ist, kann mit wesentlichen Fortschritten gerechnet werden.

Literatur

Carini A, Maciel J (1916) Über Pneumocystis carinii. Zentralbl Bakteriol 77: 46–50

Edman JC, Kovacz JA, Masur H, Santi DV, Elwood HJ, Sogin ML (1988) Ribosomal RNA sequence shows pneumocystis carinii to be a member of the fungi. Nature 334: 519–522

Fishman JA (1988) Cross reactive antigens of rat and human pneumocystis carinii. (41st Meeting of the Society of Protozoologists, Bristol, abstract)

Frenkel JK (1976) Pneumocystis jíroveci n.sp. from man: morphology, physiology, and immunology in relation to pathology. Natl Cancer Inst Monogr 43: 13–30

Frenkel JK, Good JT, Shultz JA (1966) Latent pneumocystis infection of rats, relapse and chemotherapy. Lab Invest 15: 1559–1577

Giese W (1953) Die Ätiologie der interstitiellen plasmazellulären Säuglingspneumonie. Monatsschr Kinderheilkd 101: 147–149

Kaneshiro ES, Cushion MT, Walzer PD, Jayasimhulu K (1988) Analyses of pneumocystis fatty acids. (41st Meeting of the Society of Protozoologist, Bristol, abstract)

Kovacz JA, Ng VL, Masur H et al. (1988a) Diagnosis of pneumocystis carinii pneumonia: improved detection in sputum with use of monoclonal antibodies. N Engl J Med 318: 589–593

Kovacz JA, Lundgren B, Masur H (1988b) Identification of pneumocystis carinii-specific antigens and characterization of antigenic differences between rat and human P. carinii. (41st Meeting of the Society of Protozoologists, Bristol, abstract)

Matsumoto Y, Yoshida Y (1986) Advances in pneumocystis biology. Parasitol Today 2: 137–142

Stringer SL, Cushion M, Blase M, Walzer P, Stringer JR (1988) Partial sequence of 18s ribosomal RNA from pneumocystis carinii. (41st Meeting of the Society of Protozoologists, Bristol, abstract)

Vanek J, Jírovec O (1952) Parasitäre Pneumonie: „Interstitielle" Plasmazellenpneumonie der Frühgeborenen verursacht durch Pneumocystis carinii. Zentralbl Bakteriol [A] 158: 120–127

Vavra J, Kucera K (1970) Pneumocystis carinii Delanoe, its ultrastructure and ultrastructural affinities. J Protozool 17: 463–483

Walzer PD, Rutledge ME (1980) Comparison of rat, mouse, and human pneumocystis carinii by immunofluorescence. J Infect Dis 142: 449

Wiessmann KJ (1987) Was leistet die bronchoalveoläre Lavage? Dtsch Med Wochenschr 112: 1523–1525

Ziefer A, Jacobs T, Seitz HM (1986) Pneumocystis carinii Pneumonie – ein Überblick. Immun Infekt 14: 170–177

Auszug aus der Diskussion:

Frage: Zum Vorkommen von Pneumocystis carinii möchte ich noch einmal nachfragen. Es gibt eine Untersuchung bei Aids-Patienten ohne abgelaufene PcP oder ohne jemals vorhandene Symptome. Es finden sich keine Pneumozysten. Sind es wirklich Umgebungskeime, die wir ubiquitär nachweisen?

Antwort: Das ist eine Frage des Sitzfleisches und der Kompetenz des Parasitologen. Es ist ein quantitatives Problem, wenn die Pneumozysten erst einmal eine Proliferation hinter sich haben, denn dann persistieren sie in Zahlen, die diagnostisch faßbar sind.

Frage: Beschränkt sich die PcP ausschließlich auf die Lungen?

Antwort: Bei den Ratten finden wir die Erreger bei schweren Formen fast immer in den Lymphknoten, die die Lunge drainieren, und das ist ja beim Menschen auch so. Wir haben das vor kurzer Zeit bei der Obduktion – gerade in der Lunge – gefunden. Berichte über sonstige Vorkommnisse gibt es massenweise, direkte, generalisierte Dissemination in Lunge, Leber usw. In der Retina ist der Erreger auch gefunden worden. Die Bilder sind jedoch nicht ganz so „überzeugend". Ferner wurden Pneumozysten in letzter Zeit aus dem Ohr (Otitis) und der Haut isoliert.

Häufigkeit, Klinik und Letalität der Pneumocystis carinii Pneumonien bei nicht-HIV-induzierter Immundefizienz

M. Haen, W. Heizmann, G. Ehninger

Einleitung

Die in den letzten Jahren erfolgte Intensivierung der Chemo- und Radiotherapie maligner Erkrankungen, die deren Prognose z. T. erheblich verbessert hat, führte zu einer deutlichen Zunahme sog. opportunistischer Infektionen. Ursache hierfür ist eine iatrogen induzierte Beeinträchtigung des Immunsystems bei gleichzeitig zugrundeliegender konsumierender Erkrankung. Nach allogenen Knochenmark-transplantationen kann dieser Zustand durch das Auftreten einer „Graft-versus-host-Reaktion" verstärkt werden. Bei Patienten, die andere Organe erhalten haben, beeinträchtigt eine immunsuppressive Therapie teilweise lebenslang die natürlichen Abwehrfunktionen des Körpers.

Zu den opportunistischen Infektionen gehören umschriebene oder generalisierte Infektionen mit verschiedenen Viren, Bakterien oder Pilzen. Weniger häufig, aber wegen ihrer nicht unerheblichen Mortalitätsrate und der sich daraus ergebenden therapeutischen Konsequenzen bedeutsam, sind Infektionen mit Protozoen. Hierzu gehört wohl – bei nicht eindeutig geklärter taxonomischer Zuordnung – auch Pneumocystis carinii.

Klinik der Pneumocystis carinii Pneumonie

Pneumocystis carinii befällt bevorzugt die Lunge. Generalisationen mit Nachweis des Erregers in anderen Organen sind extrem selten (Walzer et al. 1974), wenngleich Pifer et al. (1984) mittels Gegenstrom-Immunelektrophorese Pneumocystis carinii Antigen im peripheren Blut von febrilen Tumorpatienten nachweisen konnten. Die Klinik der Pneumocystis carinii Pneumonie (PcP) variiert erheblich. Sie ist stark von der Funktion des Immunsystems des Wirts abhängig. Nach einem Prodromalstadium von ca. 4 Wochen entwickeln die meist afebrilen Patienten zunächst einen unproduktiven Husten, gefolgt von zunehmender Atemnot. Die Dyspnoe spiegelt den Grad der Hypoxämie wider, korreliert aber keineswegs mit den eher unauffälligen klinischen Befunden (Berkowitz 1985). Tachypnoe und Apnoephasen kommen bei kleinen Kindern vor (Stagno et al. 1981), und Hughes et al. (1976) beobachteten bei 21 % ihrer Fälle milde bis mäßige Diarrhöen. *Röntgenologische* Veränderungen treten erst mit deutlicher Verzögerung gegenüber der Klinik auf (Hughes et al. 1978), die Infiltration läßt sich jedoch schon früh im Galliumszintigramm der Lunge, auch wenn dieses nicht für die PcP spezifisch ist, aufdecken (Turbiner et al. 1978). Radiologisch sind trotz der möglichen Vielfalt pulmonaler Veränderungen (Anderson u. Hughes 1987) bilaterale diffuse Infiltrationen am häufigsten. Neben foudroyanten Verläufen, die zum Tod in der respiratorischen Insuffizienz führen, kann sich der Lungenbefund bei erfolgreicher Therapie langsam bessern, häufig jedoch erst nach ca. 5–8 Tagen. Als Residuum wurden Lungenfibrosen beobachtet (Ruskin 1981).

Die PcP hat unbehandelt bei immunkompromittierten Patienten eine nahezu 100%ige Letalität. Nur frühkindliche Fälle bei anderweitig gesunden Kindern zeigen etwa zur Hälfte spontane Remissionen (Whisnant u. Buckley 1976). Durch die Behandlung mit Pentamidin oder Cotrimoxazol konnte die Letalitätsrate bei Kindern bis auf ca. 20% gesenkt werden. Bezogen auf alle Altersgruppen liegt die Sterblichkeit immer noch in der Größenordnung um knapp 30%. Werden Frühtodesfälle bei besonders foudroyantem Verlauf mitberücksichtigt, liegt sie sogar bei ca. 60% (Walzer et al. 1974; Hughes et al. 1978).

Patienten mit HIV-assoziierter PcP haben im Vergleich ein häufig bis zu 1 Jahr verlängertes Prodromalstadium mit allgemeinem Krankheitsgefühl, Durchfällen und deutlicher Gewichtsabnahme. Beim Ausbruch der Erkrankung bestehen meist Temperaturen um 38°C. Typisch sind Infarzierungen der Nervenfaserschicht der Retina, die als "Cotton-wool-Veränderungen" imponieren und als Ausdruck des häufig erst autoptisch nachweisbaren Befalls der Ganglien und der inneren plexiformen Schicht der Retina durch Pneumocystis carinii angesehen werden (Golden 1982). Nach Abschluß der Behandlung läßt sich häufig weiterhin Pneumocystis carinii nachweisen, Rezidive treten jedoch auch bei längerer Beobachtung nicht unbedingt auf (Berkowitz 1985). Demgegenüber erkrankten im Krankengut von Walzer et al. (1974) 25% der nicht HIV-infizierten Patienten an einer Rezidivpneumonie.

Infektion und Übertragung

Neben einer transplazentaren Übertragung der Infektion, wie sie durch die Beobachtung kongenitaler PcP dokumentiert wurde (Pavlica 1962; Bazaz et al. 1970), erfolgt die Infektion mit Pneumocystis carinii am ehesten auf inhalativem Weg über die Raumluft. Hierfür sprechen einerseits tierexperimentelle Untersuchungen, bei denen Übertragungen von Ratten auf Nacktmäuse wahrscheinlich gemacht werden konnten (Young 1984). Andererseits sind früher wiederholt beobachtete umschriebene Epidemien auf Frühgeborenenstationen nach Einführung der UV-Licht-Bestrahlung dieser Stationen nicht mehr aufgetreten (Cottier 1980). Vanek u. Jirovec (1952) konnten zeigen, daß ein Großteil dieser Infektionen nosokomial erworben waren. Gajdusek (1957) errechnete aus diesen Daten ein Intervall zwischen Exposition und dem Auftreten erster Symptome von 20–80 Tagen. Weiterhin wurde beobachtet, daß seronegative Personen, die Kontakt mit an PcP Erkrankten hatten, in der Folgezeit Antikörpertiter entwickelten (Ruebush et al. 1978). Die Infektion wird in der Regel in früher Kindheit erworben und verläuft meist inapparent. Systematische serologische Untersuchungen zeigen, daß Kinder bis zum Alter von ca. 4 Jahren in 60 bis nahezu 100 % meßbare Antikörpertiter gegen Pneumocystis carinii entwickeln (Meuwissen et al. 1977; Pifer et al. 1978). Zusammenfassend muß als häufigste Ursache einer manifesten PcP die Reaktivierung einer latenten Infektion angesehen werden, zumal auch Fälle von PcP bei Patienten in Sterilbettsystemen beobachtet wurden (Young 1984).

Inzidenz der Pneumocystis carinii Pneumonie

Die PcP ist bei gesunden Personen sehr selten (Lyons et al. 1961; Western et al. 1970). Eine Ausnahme bildet das frühe Säuglingsalter. Stagno et al. (1981) fanden Pneumocystis carinii in 18 % der Fälle als ursächlichen Erreger bei den im Alter von 1–3 Monaten wegen einer Pneumonie hospitalisierten Patienten.

Bei der Entstehung einer manifesten PcP müssen zusätzliche begünstigende Faktoren wirksam werden. Ein gehäuftes Auftreten derartiger Pneumonien wurde v. a. für die Zeit nach dem 2. Weltkrieg in Waisenhäusern in Europa und im Iran beschrieben (Gajdusek 1957; Dutz 1970). Gleichartige Beobachtungen konnten aber auch aus jüngerer Zeit unter vietnamesischen Flüchtlingskindern gemacht werden (Giebink et al. 1976; Center of Disease Control 1976). Südafrikanische Kinder, die an Kwashiorkor verstorben sind, hatten zu 7,7 % PcP. Demgegenüber konnte in einer geographisch identischen, normal ernährten Kontrollgruppe keine PcP nachgewiesen werden (Hughes et al. 1974). Bei all diesen Patienten lag kein offensichtlicher Immundefekt vor. Auffällig waren jedoch in jedem Fall eine erhebliche Unterernährung sowie eine Anamnese schwerer bakterieller Infektionen. Es ist hier einerseits ein Granulozytendefekt auf dem Boden der Mangelernährung zu diskutieren. Hughes et al. (1974) postulieren andererseits für diese Fälle, bei denen laborchemisch Erniedrigungen von Serumalbumin- und Globulinfraktionen nachweisbar waren, strukturelle Proteindefekte in den Wirtszellen, die für eine erhöhte Suszeptibilität gegenüber der Infektion verantwortlich sein sollen. Diese Erklärung könnte auch für den von Jarnum et al. (1968) beschriebenen Fall einer PcP bei idiopathischer Hypoproteinämie zutreffen.

Am häufigsten wird jedoch das Auftreten einer PcP bei Patienten beobachtet, die Beeinträchtigungen ihres Immunsystems aufweisen. Tabelle 1 faßt eine Auswahl der in der Literatur berichteten Inzidenzen bei nicht-HIV-assoziierten Infektionen zusammen (Perera et al. 1970; Hughes et al. 1973, 1975, 1977; Ruebush et al. 1978; Chusid u. Heyrman 1978; Meyers et al. 1982; Krowka et al. 1985; Kurrle et al. 1983, 1986, persönliche Mitteilung). Vor Einführung einer wirksamen Pneumocystis carinii Prophylaxe lag die Inzidenz der PcP bei akuten Leukämien je nach Zentrum bei 3,2–6,5 %. Im Zuge der Intensivierung der applizierten Chemotherapie Mitte der 70er Jahre erreichte die Inzidenz Werte bis zu 11,8 %. Wurde (v. a. bei kindlichen akuten lymphatischen Leukämien) auch die Erhaltungstherapie durch Gabe einer Vierfachkombination mit Methotrexat, 6-Mercaptopurin, Cyclophosphamid und Cytosin-Arabinosid intensiviert, so trat bei bis zu knapp 30 % der Patienten im Verlauf der Erkrankung eine PcP auf. Noch höhere Inzidenzen fanden sich mit 43 % bei denjenigen Patienten, die eine zusätzliche Mediasti-

Tabelle 1. Inzidenz von Pneumocystis carinii Pneumonien bei immunsupprimierten Patienten ohne TMP-SMZ-Prophylaxe

Diagnose	Alter	Therapie	Anzahl der Patienten	Davon mit PcP	[%]
Ohne TMP-SMZ-Prophylaxe:					
akute Leukämie	Kinder	CT	1171	61	3,2– 6,5
akute Leukämie	Kinder	intens. CT	193	13	2,8–11,8
akute Leukämie	Kinder	intens. CT+ET	279	44	8,0–29,2
akute Leukämie	Erwachsene	intens. CT	90	0	0
akute Leukämie	Erwachsene	KMT	625	35	6,5
div. häm. Npl.	Erwachsene	KMT	4500	k. A.	5,0–15,0
solide TU	Kinder	CT	403	7	0,6– 4,5
solide TU	Kinder	intens. CT	k. A.	k. A.	8,5–25,0
solide TU	Kinder	milde CT	379	0	0
Lymphone	jedes Alter	CT	139	3	Einzel-fälle
Mit TMP-SMZ-Prophylaxe:					
akute Leukämie	Kinder	intens. CT	246	0	0
akute Leukämie	Erwachsene	intens. CT	93	0	0
akute Leukämie	Erwachsene	KMT	230	2[a]	0

Abkürzungen: *CT* Chemotherapie, *intens. CT* intensivierte Chemotherapie, *div. häm. Npl.* diverse hämatologische Neoplasien, *ET* Erhaltungstherapie, *k. A.* keine Angaben, *KMT* Knochenmarktransplantation, *PcP* Pneumocystis carinii Pneumonie, *TMP-SMZ* Trimethoprim/Sulfamethoxazol

nalbestrahlung erhalten hatten (Hughes et al. 1975). Auffällig ist in diesem Zusammenhang, daß in einer europäischen Studie zur selektiven Dekontamination bei akuten Leukämien im Erwachsenenalter in der Gruppe ohne Cotrimoxazolprophylaxe kein Fall einer PcP beobachtet wurde. Bei Lymphomen und soliden Tumoren konnte eine PcP nur beobachtet werden, wenn diese mit einer aggressiven Chemotherapie behandelt wurden. Die Inzidenz lag jedoch hier deutlich niedriger als bei akuten Leukämien. Knochenmarktransplantierte Patienten erkrankten im Mittel in 11 % der Fälle an PcP. Ähnliche Ergebnisse berichteten auch Walzer et al. (1974) über die am US Center for Disease Control registrierten Daten. Dort zeigte sich ein Häufigkeitsgipfel im ersten Lebensjahr, wobei die Mehrzahl dieser Kinder primäre Immundefekte aufwies. Bei Kindern aller Altersgruppen war die akute Leukämie mit 91 von 194 Fällen (58 ALL, 18 AML) die häufigste zugrundeliegende Erkrankung. Es folgten Lymphome, primäre Immundefekte und Empfänger von Organtransplantaten. Eine höhere Inzidenz von PcP berichten jedoch Doak et al. (1972) bei ihren Patienten, die in Auckland (Neuseeland) Nierentransplantate erhalten haben. Von 81 Patienten erkrankten 11 an PcP bei einer Letalität von 63,6 %.

Auch eine Studie aus Pittsburgh (USA) zeigte PcP bei 14 von 154 Nierentransplantierten, bei denen keine Prophylaxe durchgeführt worden war (Hardy et al. 1984). Im Rahmen europäischer Dekontaminationsstudien bei akuten Leukämien trat in der Gruppe der ohne Cotrimoxazol behandelten Patienten kein Fall von PcP auf (Kurrle et al. 1983, 1986, persönliche Mitteilung). Hier kommen offensichtlich neben dem Alter der Patienten auch regionale Unterschiede in der Inzidenz der PcP zum Ausdruck.

Tabelle 2. Pulmonale Komplikationen nach Knochenmarktransplantation. (n = 4500). (Nach Krowka et al. 1985)

Komplikation	Inzidenz [%]	Letalität [%]
Infektiöse Ursachen	40–60	60–70
CMV	40–50	90
HSV/VZV	< 10	
Protozoen	5–15	60
Bakterien	20–50	
Pilze	18–55	80
Nichtinfektiöse Ursachen	30–40	60–70
idiopathisch	35	
Bestrahlungsfolgen	?	
Chemotherapiefolgen	?	
Rezidive der Grunderkrankung	8	
andere	< 10	
„Graft-versus-Post-Reaktion"	10–25	

Grundlage für die Untersuchungen von Krowka et al. (1985) bildeten die Daten von 4500 Patienten, die an mehreren Zentren in den USA ein Knochenmarktransplantat erhielten. Sie stellten die Ursachen pulmonaler Komplikationen zusammen und berechneten ihre relative Häufigkeit (Tabelle 2). Diese Patienten hatten keine Cotrimoxazolprophylaxe erhalten. Pneumocystis carinii ist bei 5–15 % der beobachteten Lungenveränderungen die auslösende Ursache. 10–25 % sind Manifestationen einer „Graft-versus-host-Reaktion", und nichtinfektiöse Ursachen, wie therapiebedingte oder nicht näher klassifizierbare Veränderungen, liegen in 30–40 % der Fälle vor. Infektionen durch Bakterien und Pilze sind für 20–50 % der pulmonalen Veränderungen verantwortlich. Als häufigster Erreger wurde jedoch Zytomegalievirus (CMV) bei 40–50 % der Fälle isoliert. In diesem Zusammenhang verdienen auch diejenigen Fälle Beachtung, bei denen in der erkrankten Lunge sowohl CMV als auch Pneumocystis carinii nachgewiesen werden konnten (Rand et al. 1978). Hypothetisch könnte somit eine CMV-Infektion zur Reaktivierung einer latenten Pneumocystis carinii Infektion prädisponieren. Tierexperimentell konnte gezeigt werden, daß CMV-Infektionen zu einer erhöhten Suszeptibilität gegenüber anderen Infektionen führen (Hamilton et al. 1976; Bale et al. 1982). Es fehlen aber zur Beantwortung dieser Frage bisher noch entsprechende epidemiologische Studien.

Im Vergleich dieser Daten mit den Infektionsraten nach anderen Organtransplantationen fällt auf, daß opportunistische Infektionen, insbesondere Virusinfekte und Infektionen durch Pneumocystis carinii, nach Knochenmarktransplantationen eine größere Rolle spielen. Hier führt die Konditionierungstherapie zur Ablation des Immunsystems mit vorübergehendem Verlust der virusspezifischen Immunität. In der Auseinandersetzung mit Infektionen reagiert das regenerierende Immunsystem außerdem häufig wie bei Neuinfektionen. Bei anderen

Organtransplantationen wird hingegen nur eine offensichtlich weniger intensive Immunsuppression erreicht (Meyers 1986).

Bei näherer Betrachtung der einzelnen Angaben ergibt sich, daß die PcP bei Leukämien häufig erst unter der Erhaltungstherapie nach Erreichen der Remission auftreten. Vor Einführung einer wirksamen Prophylaxe waren sie die häufigste mikrobielle Ursache einer Infektion bei Kindern mit akuter lymphatischer Leukämie in Vollremission (Simone et al. 1972). Sie treten bei akuter lymphatischer Leukämie häufiger auf als bei akuter myeloischer Leukämie; Kinder sind in der Regel eher davon betroffen als Erwachsene. Möglicherweise liegt neben denkbaren regionalen Unterschieden der Grund dafür in der besseren Prognose der akuten lymphatischen Leukämie mit längeren Überlebenszeiten (Young 1984).

Durch die Einführung einer effektiven Chemoprophylaxe mit Cotrimoxazol konnte das Auftreten der PcP nahezu vollständig verhindert werden (Hughes et al. 1977), obwohl Cotrimoxazol Pneumocystis carinii nicht abzutöten vermag, sondern nur die Vermehrung verhindert (Pesanti 1980). Wie aus Tabelle 1 zu entnehmen ist, bestätigen mehrere Studien diese Entwicklung. Die darunter vereinzelt aufgetretenen PcP-Fälle sind durchweg auf Fehler bei der Cotrimoxazoleinnahme zurückzuführen oder nach ihrer Beendigung aufgetreten.

Kontrovers wird die Frage diskutiert, ob zelluläre, humorale oder beide Immundefekte zur PcP prädisponieren oder nicht. Derartige Pneumonien wurden bei kongenitalen und erworbenen Hypogammaglobulinämien, Severe Combined immune deficiency Syndrome (SCID), partiellen Immundefektsyndromen und bei sekundären Immundefekten beschrieben. Sehr selten jedoch ist ein reiner T-Zell-Defekt (DiGeorge-Syndrom) Grundlage zur Infektion (Anderson u. Hughes 1987). Die von Meuwissen et al. (1977) und Pifer et al. (1978) beobachteten Titerverläufe bei inapparenten Infektionen und ihr Fehlen bei stark immunsupprimierten Patienten lassen die Bedeutung einer intakten humoralen Immunität an der Bewältigung der PcP erkennen. Schultz (1976) weist auch darauf hin, daß im Krankengut des US Center for Disease Control keine Unterschiede bezüglich der Inzidenz der PcP bei humoralen Immundefekten und Störungen der mononukleären Zellfunktion bestehen.

Prophylaxe und Therapie der Pneumocystis carinii Pneumonie

Zur Therapie der manifesten PcP stehen heute mit Pentamidin und Cotrimoxazol 2 Substanzen als Standardtherapie zur Verfügung. In einer früheren Studie konnten Whisnant u. Buckley (1976) auch die Wirksamkeit einer Kombination aus Pyrimethamin und Sulfadiazin nachweisen, allerdings fehlen hier vergleichende Studien mit anderen Medikamenten. Pentamidin und Cotrimoxazol weisen in der Behandlung der PcP bei Kindern Ansprechraten bis zu 80 % auf, sofern bei Nichtansprechen auf das jeweils andere Präparat umgesetzt wird (Hughes et al. 1978). Bei Erwachsenen konnten Walzer et al. (1974) mit Pentamidin Ansprechraten von 42 % bei allen Patienten und von 63 % bei denjenigen Patienten erreichen, die mehr als 9 Tage behandelt werden können. Eine Kombination aus beiden

Medikamenten bringt keine erkennbaren Vorteile. Von Pentamidin, das erhebliche Nebenwirkungen aufweisen kann (Hypotension, insulinpflichtiger Diabetes mellitus, Panzytopenie, Nephrotoxizität) werden 4 mg/kg/Tag in der Regel i.m., bei begründeter Indikationsstellung auch i.v. als einmalige Dosis gegeben. Von dem wesentlich besser verträglichen Cotrimoxazol werden 20 mg Trimethoprim/kg und 100 mg Sulfamethoxazol/kg täglich i.v. oder mit geringerer Nebenwirkungsrate p.o. allgemein als notwendig erachtet. Die Behandlung sollte ca. 2 Wochen, bei HIV-infizierten Patienten 3 Wochen lang erfolgen.

Bei den nicht HIV-induziert immunkompromittierten Patienten lassen sich heute Risikogruppen für das Entstehen einer PcP definieren (Tabelle 1). Durch die Einführung einer prophylaktischen Behandlung mit Cotrimoxazol konnte das Auftreten dieser Pneumonien verhindert werden, was für Aids-Patienten jedoch nicht in jedem Fall gilt (Rubinstein et al. 1983). Zwei Applikationsweisen haben sich als gleichwertig herausgestellt. Entweder kann Cotrimoxazol in einer Dosierung von 5 mg Trimethoprim/kg und 25 mg Sulfamethoxazol/kg täglich oder nur an 3 Tagen einer jeden Woche gegeben werden (Hughes et al. 1987). Diese Therapie stellt derzeit die Behandlung der Wahl dar und wird in der Regel gut vertragen.

Trotz dieser heute vorhandenen therapeutischen Möglichkeiten besteht ein Bedarf an Alternativen. Einzelne Patienten reagieren allergisch auf Cotrimoxazol, was zum Abbruch der Prophylaxe führt. Die unter der Cotrimoxazolgabe zu beobachtende Panzytopenie sowie die Beeinträchtigung der Nierenfunktion stellen bei Patienten nach Knochenmarktransplantation häufig schwerwiegende Probleme dar.

Mit Pentamidinaerosol steht nunmehr auch eine potentiell nebenwirkungsarme Applikationsform der Substanz zur Verfügung, die seit Jahren in der systemischen Behandlung der PcP Verwendung findet. Von der Inhalation dieser Substanz wird eine gute prophylaktische, aber möglicherweise auch therapeutische Wirkung erwartet. Eine endgültige Bewertung ist jedoch erst nach Abschluß derzeit laufender Studien zu erwarten. Möglicherweise ergibt sich auch aus der jetzt wieder aufgeworfenen Frage der Zugehörigkeit von Pneumocystis carinii zu den Pilzen (Erdmann et al. 1988) ein neuer therapeutischer Ansatz.

Literatur

Anderson DC, Hughes WT (1987) Peumocystis carinii pneumonia. In: Feigin RD, Cherry JD (eds) Textbook of pediatric infectious diseases, 2nd edn. Saunders, Philadelphia London Toronto Sydney Tokyo Hong Kong, pp 319–327

Bale JF, Kern ER, Overall JC, Glasgow LA (1982) Enhanced susceptibility of mice infected with murine cytomegalovirus to intranasal challenge with Escherichia coli: Pathogenesis and altered inflammatory response. J Infect Dis 145: 525

Bazaz GR, Manfredi OL, Howard RG, Claps AA (1970) Pneumocystis carinii pneumonia in three fullterm siblings. J Pediatr 76: 767–769

Berkowitz CD (1985) Aids and parasitic infections, including pneumocystis carinii and cryptosporidiosis. Pediatr Clin North Am 32: 933–952

Carini A (1910) Forms de eschizogonia do trypanosoma lewissi. Comm Soc Med Sao Paulo 16: 204

Centers for Disease Control (1976) Pneumocystis carinii pneumonia in Vietnamese orphans. Morbid Mortal Weekly Rep 25: 15

Chagas C (1909) Nova trypanomiazaea humana. Mem Inst Oswaldo Cruz 1: 159–218

Chusid MJ, Heyrman BA (1978) An outbreak of pneumocystis carinii pneumonia at a pediatric hospital. Pediatrics 62: 1031–1035

Cordonnier C, Bernaudin JF, Bierling P, Huet Y, Vernant JP (1985) Pulmonary complications after allogeneic bone marrow transplantation. Cancer 58: 1047–1054

Cottier H (1980) Pathogenese. Handbuch für die ärztliche Fortbildung. Springer, Berlin Heidelberg New York

Delanoe P, Delanoe Mme (1912) Sur les rapports des kystes de Carinii du poumon des rats avec le trypanosoma lewisii. Presenter par M. Lavern. Note de Delanoe et Delanoe. CR Acad Sci (Paris) 155: 658–660

Doak PB, Becroft DMO, Harris EA et al. (1973) Pneumocystic carinii pneumonia – transplant lung. QJ Med 42: 59–71

Dutz W (1970) Pneumocystis carinii pneumonia. Pathol Ann 5: 309–341

Edman JC, Kovacs JA, Masur H, Santi DV, Elwood HJ, Sogin ML (1988) Ribosomal RNA sequence shows pneumocystis carinii to be a member of the fungi. Nature 334: 519–522

Gajdusek DC (1957) Pneumocystis carinii – etiologic agent of interstitial plasma cell pneumonia of young and premature infants. Pediatrics 19: 543–565

Giebink GS, Sholler L, Keenan TP, Franciosi RA, Quie FG (1976) Pneumocystis carinii in two Vietnamese refugee infants. Pediatrics 58: 115–118

Godlen J (1982) Pneumocystis lung disease in homosexual men – medical staff conference, University of California, San Francisco. West J Med 137: 400–407

Hamilton JR, Overall JC, Glasgow LA (1976) Synergistic effect on mortality in mice with murine cytomegalovirus and pseudomonas aeruginosa staphylococcus aureus or candida albicans infection. Infect Immun 14: 982

Hardy AM, Wajszczuk CP, Suffredini AF, Hakala TR, Ho M (1984) Pneumocystis carinii pneumonia in renal-transplant recipients treated with cyclosporine and steroids. J Infect Dis 149: 143–147

Hughes WT, Price RA, Kim HK, Coburn TP, Grigsby D, Feldman S (1973) Pneumocystis carinii pneumonitis in children with malignancies. J Pediatr 82: 404–415

Hughes WT, Price RA, Sisko F, Havron WS, Kafatos AG, Schonland M, Smythe PM (1974) Protein-calorie malnutrition – a host determinant for pneumocystis carinii infection. Am J Dis Child 128: 44–50

Hughes WT, Feldman S, Aur RJA, Verzos MS, Hustu HO, Simone JV (1975) Intensity of immunosuppression therapy and the incidence of pneumocystis carinii pneumonitis. Cancer 36: 2004–2009

Hughes WT, Sanyal SK, Price RA (1976) Sings, symptoms and pathophysiology of pneumocystis carinii pneumonitis. In: Robbins JB, de Vita VT, Dutz W (eds) Symposium on pneumocystis carinii infection. National Cancer Institute, Washington (NCJ Monograph, no 43, pp 77–88)

Hughes WT, Kuhn S, Chaudhary S et al. (1977) Successful chemoprophylaxis of pneumocystis carinii pneumonitis. N Engl J Med 297: 1419–1426

Hughes WT, Feldman S, Chaudhary S (1978) Comparison of pentamidine isethionate and trimethoprim-sulfamethoxazole in the treatment of pneumocystis carinii pneumonia. J Pediatr 92: 285–291

Hughes WT, Rivera GK, Schell MJ, Thornton D, Lott L (1987) Successful intermittent chemoprophylaxis for pneumocystis carinii pneumonitis. N Engl J Med 316: 1627–1632

Jarnum S, Rasmusen EK, Ohlsen AS (1968) Generalized pneumocystis carinii infection with severe idiopathic hypoproteinemia. Ann Intern Med 68: 138–145

Krowka MJ, Rosenow EC, Hoagland HC (1985) Pulmonary complications of bone marrow transplantation. Chest 87: 237–246

Kurrle E, Bhaduri S, Krieger D, Pflieger H, Heimpel H (1983) Antimicrobial prophylaxis in acute leukaemia: Prospective randomized study comparing two methods of selective decontamination. Klin Wochenschr 61: 691–698

Kurrle E, Dekker AW, Gaus W et al. (1986) Prevention of infection in acute leukaemia: A prospective randomized study on the efficacy of two different drug regimens for antimicrobial prophylaxis. Infection 14: 226–232

Lyons HA, Vinijchaikul K, Hennigar GR (1961) Pneumocystis carinii pneumonia unassociated with other disease. Arch Int Med 108: 929–936

Meuwissen JHET, Tauber I, Leeuwenberg ADEM, Beckers PJA, Sieben M (1977) Parasitologic and serologic observations of infection with pneumocystis in humans. J Infect Dis 136: 43–49

Meyers JD (1986) Infection in bone marrow transplantation recipients. Am J Med [Suppl 1A] 81: 27–38

Meyers JD, Pifer LL, Sale GE, Thomas ED (1979) The value of pneumocystis carinii antibody and antigen detection for diagnosis of pneumocystis carinii pneumonia after marrow transplantation. Am Rev Respir Dis 120: 1283–1287

Meyers JD, Flournoy N, Thomas ED (1982) Nonbacterial pneumonia after allogeneic marrow transplantation: A review of ten year's experience. Rev Infect Dis 4: 1119–1132

Pavlica F (1962) The first observation of congenital pneumocystis carinii in a fully developed stillborn child. Ann Pediatr 198: 177–181

Perera et al. 1970; Hughes et al. 1973, 1975, 1977, 1987; Ruebush et al. 1978; Chusid u. Heyman 1978; Meyers et al. 1979, 1982; Kurrle et al. 1983; Cordonnier et al. 1985; Krowka et al. 1985; Kurrle et al. 1986

Perera DR, Western KA, Johnson HD, Johnson WW, Schultz MG, Akers PV (1970) pneumocystis carinii pneumonia in a hospital for children. JAMA 214: 1074–1078

Pesanti EL (1980) In vitro effects of antiprotozoan drugs and immune serum on pneumocystis carinii. J Indect Dis 141: 775–779

Pifer LL, Hughes WT, Stagno S, Woods D (1978) Pneumocystis carinii Infection: Evidence for high prevalence in normal and immunosuppressed children. Pediatrics 61: 35–41

Pifer LL, Niell HB, Morrison BJ, Counce JD, Freeman JM, Woods DR, Neely CL (1984) Pneumocystis carinii antigenemia in adults with malignancy, infection, or pulmonary disease. J Clin Microbiol 20: 877–890

Rand KH, Pollard RB, Merigan TC (1978) Increased pulmonary superinfections in cardiac transplant patients undergoing primary cytomegalovirus infection. N Engl J Med 298: 951–953

Rubinstein A, Sicklick M, Gupta A (1983) Acquired immunodeficiency with reversed T4/T8 ratios in infants born to promiscuous and drug-addicted mothers. JAMA 249: 2350–2356

Ruebush TK, Weinstein RA, Bachner RL et al. (1978) An outbreak of pneumocystis pneumonia in children with acute lymphocytic leukemia. Am J Dis Child 132: 143–148

Ruskin J (1981) Parasitic diseases in the compromised host. In: Rubin RH, Young LS (eds) Clinical approach to infection in the compromised host. Plenum, New York London, pp 269–334

Schultz M, (1976) Discussion. In: Robbins JB, DeVita VT, Dutz W (eds) Symposium on pneumocystis carinii infection. National Center Institute, Washington (NCJ Monograph, no 43, p 73)

Simone JV, Holland E, Johnson W (1972) Fatalities during remission of childhood leukemia. Blood 39: 759–770

Stagno S, Brasfield DM, Brown MB, Cassel GH, Pifer LL, Whitley RJ, Tiller RE (1981) Infant pneumonitis associated with cytomegalovirus, chlamydia, pneumocystis and ureaplasma: A prospective study. Pediatrics 68: 322–329

Turbiner EH, Yeh SDJ, Rosen PP, Bains MS, Benna RS (1978) Abnormal gallium szintigraphy in Pneumocystis carinii pneumonia with a normal chest radiography. Radiology 127: 437–438

Vanek J, Jirovec O (1952) Parasitäre Pneumonie. „Interstitielle" Plasmazellpneumonie der Frühgeborenen, verursacht durch Pneumocystis carinii. Zentralbl Bakteriol 158: 120–127

Walzer PD, Perl DP, Krogstad DJ, Rawson PG, Schultz MG (1974) Pneumocystis carinii pneumonia in the United States. Ann Int Med 80: 83–93

Western KA, Perera DR, Schultz MG (1970) Pentamidine isethionate in the treatment of Pneumocystis carinii pneumonia. Ann Int Med 73: 695–702

Whisnant JK, Buckley RH (1976) Successful pyrimethamine-sulfadiazine therapy of pneumocystis pneumonia in infants with X-linked immunodeficiency with hyper IgM. In: Robbins JB, DeVita VT, Dutz W (eds) Symposium on pneumocystis carinii infection. National Cancer Institute, Washington, (NCJ Monograph, no 43, pp 211–216)

Young LS (1984) Clinical aspects of pneumocystosis in man: Epidemiology, clinical manifestations, diagnostic approaches, and sequelae. In: Young LS (ed) Pneumocystis carinii pneumonia. Pathogenesis, diagnosis, treatment. Dekker, New York Basel (Lung biology in health and disease, vol 22, pp 139–174)

32

Frage: Sie erwähnten, daß sich die Kombination von Pentamidin und Cotrimoxazol als nicht erfolgreich gezeigt hat, damit ist aber die systemische Gabe gemeint?

Antwort: Ja, die systemische Gabe.

Frage: Haben Sie Zahlen über solche Patienten, die in einem Isoliersystem isoliert und bei denen überhaupt eine PcP aufgetreten ist?

Antwort: Ja, es gibt Informationen, daß auch in Isolierbettsystemen eine PcP aufgetreten ist. Dies kann als Erklärung/Beweis dafür herangezogen werden, daß es sich um eine Reaktivierung einer latenten Infektion handelt.

Kommentar: Nach Schäfer (Essen) treten keine PcP in umgekehrter Isolation auf, wenn *bis* zur Isolation Cotrimoxazol prophylaktisch gegeben wurde. Das bedeutet, daß bei knochenmarktransplantierten Patienten in Isolierbettsystemen nach vorausgegangener Prophylaxe *keine* Reaktivierung einer vorher latenten Pc Infektion auftritt.

Frage: Haben Sie Zahlen über die hämatologischen Nebenwirkungen der Bactrim-Prophylaxe bei gleichzeitiger Leukovoringabe?

Antwort: Die Leukovoringabe ist eigentlich keine Therapie, die regelmäßig durchgeführt wird. Es ist eigentlich allgemein bekannt, daß die Cotrimoxazolgabe in der Akutphase in den ersten 2–3 Wochen, wo noch keine Regeneration des neuen Knochenmarkes stattgefunden hat, auszusetzen ist, und erst wenn stabile Verhältnisse vorherrschen, mit der Prophylaxe begonnen werden kann.

Klinik und Diagnose
der Pneumocystis carinii Pneumonie

G. Höffken

Vorbemerkung

Die Pneumocystis carinii Pneumonie ist die häufigste pulmonale Komplikation bei Patienten mit dem erworbenen Immundefektsyndrom. Die klinische Symptomatik ist durch die Trias unproduktiver Husten, Luftnot und Fieber charakterisiert. Die Störungen im alveoloarteriellen Gasaustausch erklärten die Befunde dieser Lungenerkrankung mit Abfall des Sauerstoffpartialdruckes, einer Erniedrigung der Sauerstoffsättigung und der Vitalkapazität. Radiologische Veränderungen zeigen ein breites Spektrum vom Normalbefund bis hin zu schweren bilateralen diffusen Infiltraten. Die Erreger können definitiv nur mikroskopisch durch verschiedene Färbeverfahren (wie Versilberungstechnik nach Grocott oder Giemsa-Färbung) nachgewiesen werden. Geeignete Untersuchungsmaterialien sind induziertes Sputum, bronchoalveoläre Lavage sowie die transbronchiale Biopsie.

Einleitung

Die Pneumocystis carinii Pneumonie (PcP) ist eine akute, plasmazelluläre Entzündung der Lunge, die praktisch ausschließlich im Bereich des Alveolarraums lokalisiert ist. Die Pneumozysten zählen zu den wichtigsten Erregern lebensbedrohlicher opportunistischer Infektionen beim erworbenen Immundefektsyndrom (Aids). In mehr als 50 % stellt die PcP die erste für Aids indikative Erkrankung dar, mehr als 80 % aller Aids-Patienten werden mindestens einmal im Laufe der Erkrankung eine PcP entwickeln (Murray et al. 1984).

Klinische Symptomatik

Die klinische Symptomatik dieser Pneumonie ist wenig spezifisch und ohne weitergehende Untersuchungen nicht von anderen Infektionen im Bereich der Lunge abzugrenzen. Zu den wichtigsten und besonders in späteren Phasen der Erkrankung recht typischen Symptomen zählt die Atemnot, anfangs meist nur unter Belastung, später in Ruhe auftretend. Sehr häufig, der Atemnot vorausgehend, wird ein nichtproduktiver, seltener mit Expektoration eines mukösen Schleimes einhergehender Husten bei über 80 % der Patienten beobachtet (Kovacs et al.

1984). Erhöhte Temperaturen über 38 °C komplettieren die Symptome zu der Trias Atemnot, Husten und Fieber (Goebel 1988). Weitere unspezifische Symptome wie Schwäche, Gewichtsabnahme oder allgemeines Krankheitsgefühl können hinzutreten (Macfarlane u. Finch 1985). Seltener berichten die Patienten über thorakale Schmerzen. Die Krankheitsentwicklung ist durch 2 unterschiedliche Verläufe gekennzeichnet: vom protrahierten, chronischen, über Wochen bis Monate sich hinziehenden Verlauf ist die akute bis foudroyante Erkrankung abzugrenzen, die sich in wenigen Tagen bzw. Wochen bis zum Vollbild entwickeln kann. Zusammenfassend gilt: Symptome der PcP sind:

- Belastungs- bzw. Ruheluftnot
- (un)produktiver Husten
- Temperaturen > 38 °C
- körperliche Schwäche
- Gewichtsabnahme

Klinische Befunde

Im Vordergrund des klinischen Untersuchungsbefundes stehen in Abhängigkeit von der Akutheit der Infektion Tachypnoe (> 20/min) und Zyanose. Bei foudroyantem Verlauf kann man zusätzlich eine Tachykardie, Orthopnoe bzw. Nasenflügeln mit Einziehen der Interkostalräume beobachten. Der Auskultationsbefund über den Lungen ist in der Regel unauffällig, bei einem Drittel der Patienten können in den späteren Stadien feinblasige Rasselgeräusche auskultiert werden (Kovacs et al. 1984). Als Ausdruck des manifesten Immundefektsyndroms liegt häufig noch Mundsoor bzw. eine generalisierte Lymphknotenschwellung vor (Falk et al. 1987). Zusammenfassend lassen sich also

- Tachypnoe (> 20 min)
- Tachykardie
- Akrozyanose
- selten feuchte Rasselgeräusche

als klinische Befunde herausstellen.

Nichtinvasive Diagnostik

Beweisend für eine PcP ist der direkte mikroskopische Nachweis der Erreger in geeigneten Materialien (transbronchiale Biopsie, bronchoalveoläre Lavage). Es gibt allerdings eine Reihe von nichtinvasiven Untersuchungen, die die klinische Verdachtsdiagnose einer PcP untermauern können.

> – Arterielle Blutgasanalyse
> – Laktatdehydrogenase im Serum
> – Röntgenuntersuchung der Thoraxorgane
> – ^{67}Galliumszintigraphie der Lunge
> – Lungenfunktionsuntersuchung

Laborbefunde

Die chemischen und hämatologischen Laboruntersuchungen weisen entsprechend dem Stadium der HIV-Infektion charakteristische, jedoch PcP-unspezifische Veränderungen auf (Höffken et al. 1988). Neben einer Leukopenie und Lymphopenie kann häufig als Ausdruck der polyklonalen B-Zellaktivierung eine Vermehrung der Immunglobuline im Serum beobachtet werden. Beinahe obligat ist der Nachweis eines quantitativen T-Zellmangels mit Verminderung der CD4-positiven Lymphozyten ($< 250/\mu l$) im peripheren Blut und einer Inversion des T4/T8-Verhältnisses unter 0,6 (Höffken et al. 1988; Lee et al. 1987).

Entsprechend der klinischen Symptomatik, bei der der gestörte Gasaustausch im Vordergrund steht, findet sich häufig ein erniedrigter Sauerstoffpartialdruck bei Raumluftatmung (< 75 mm Hg $\triangleq 10$ kPa) im arteriellen Blut mit reduzierter O_2-Sättigung ($< 90\,\%$). Die kompensatorische Hyperventilation zeigt sich in dem erniedrigten p_aCO_2, evtl. kombiniert mit einer Erhöhung des pH-Wertes (Höffken et al. 1988; Hughes 1984).

Ein weiterer unspezifischer Marker ist die Erhöhung der Laktatdehydrogenase im Serum, besonders in den akuten Stadien der PcP, wobei ein isomorphes Verteilungsmuster vorliegt (Silverman u. Rubinstein 1985).

Differentialdiagnostisch abzugrenzen sind neben einer B-Zellaktivierung mit generalisierter Lymphadenopathie andere interstitielle Lungenerkrankungen wie die lymphoide interstitielle Pneumonitis sowie Immunhämolysen (Silverman u. Rubinstein 1985).

Lungenfunktionsuntersuchungen

Auch Lungenfunktionsuntersuchungen sind nicht in der Lage, eine Artdiagnose zu liefern. Sie sind aber häufig nützlich zur Beurteilung des Schweregrades der Pneumonie und eignen sich zur Verlaufsbeurteilung. Außerdem können in den Anfangsstadien einer PcP die differentialdiagnostischen Unsicherheiten beträchtlich sein, insbesondere dann, wenn die üblichen Laboruntersuchungen oder das Röntgenbild der Lungen keine pathologischen Veränderungen zeigen (Smith et al. 1988). In dieser Situation geben lungenfunktionelle Untersuchungen wertvolle Hinweise auf das Vorliegen einer restriktiven Ventilationsstörung. Eine Differenzierung zwischen einer Pneumocystis carinii Pneumonie einerseits und bakterieller Bronchopneumonie andererseits ermöglicht nach den Arbeiten von Smith et al. (1988) die Bestimmung der Sauerstoffsättigung im arteriellen bzw. im Kapillarblut unter körperlicher Belastung. So konnten diese Autoren bei HIV-seropositiven Patienten mit bakteriellen Pneumonien bzw. pulmonalem Kaposi-Sarkom unter Belastungsbedingungen (10 min ergometrische Belastung von 2 kP $\triangleq$ 20 N) im Gegensatz zu PcP-Patienten [und 2 Patienten mit Zytomegaloviruspneumonien (CMV-Pneumonien)] keine Reduktion der O_2-Sättigung im Kapillarblut unter 90 % beobachten. Der fehlende Abfall der O_2-Sättigung unter 90 % war hochsignifikant mit pulmonalen Erkrankungen korreliert, die nicht PcP- bzw. CMV-bedingt waren (Smith et al. 1988). Andere Lungenfunktionsparameter (Vitalkapazität, totale Lungenkapazität, pulmonale Diffusionskapazität für Kohlenmonoxid oder der alveoloarterielle Sauerstoffdruckgradient (a–a DpO_2) in Ruhe) können ebenfalls als Hinweis auf eine restriktive Lungenerkrankung pathologisch verändert sein. Wertvoll sind diese Untersuchungen besonders für die Verlaufskontrolle (Wharton et al. 1986; Lee et al. 1987).

Thoraxröntgenuntersuchung

Zu Beginn einer PcP ist das Röntgenbild der Lungen häufig normal oder zeigt allenfalls eine diskrete retikulonoduläre Zeichnungsvermehrung (Cohen et al. 1984). Ein beidseitiger Zwerchfellhochstand kann ebenfalls einziger Hinweis auf eine sich entwickelnde PcP sein. Mit zunehmender Krankheitsentwicklung lassen sich die charakteristischen röntgenmorphologischen Manifestationen mit bilateralen, diffusen, retikulonodulären, alveolären und interstitiellen Infiltrationen mit zentripetaler Ausbreitung nachweisen (Abb. 1; Stover et al. 1985). Wie bei anderen interstitiellen Lungenkrankheiten (z.B. unspezifischen interstitiellen Pneumonitiden oder Sarkoidosen) besteht nur eine geringe Korrelation zwischen dem radiologischen Befund und lungenfunktionellen Auswirkungen (Höffken et al. 1988). Seltene radiographische Befunde einer PcP können Kavernenbildungen, unilaterale Infiltrationen, lobäre bzw. segmentale Konsolidierungen mit positiven Luftbronchogrammen sowie der Nachweis eines Pleuraergusses sein (Stover et al. 1985).

Nuklearmedizinische Verfahren

Sensitiver als die radiologische Untersuchung ist die [67]Galliumszintigraphie des Lungenparenchyms, die ihre diagnostische Bedeutung besonders bei einer uncharakteristischen Klinik mit normalen oder nur leicht pathologischen Labor- und Röntgenbefunden erhält (Coleman et al. 1984). Die Sensitivität ist zwar sehr hoch, jedoch auf Kosten der Spezifität, die cirka 90 % beträgt (Abb. 2). Eine Differenzierung von anderen pulmonalen Erkrankungen (unspezifische interstitielle oder lymphoide Pneumonitiden oder arzneimittelinduzierte Lungenparenchymerkrankungen) ist daher nicht möglich. Entsprechende Einschränkungen gelten auch für das [99]Technetium-Diethylentriamin-Pantacetat-Inhalationsszintigramm (DTPA-Inhalationsszintigramm, O'Doherty et al. 1988). Auf die nuklearmedizinischen Verfahren kann heute weitgehend verzichtet werden.

36

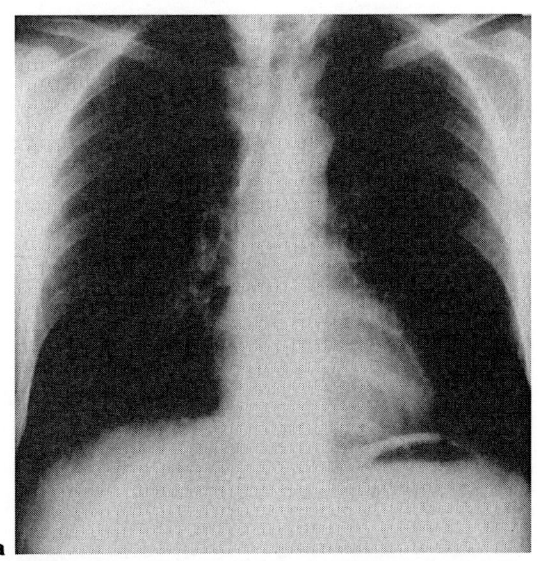

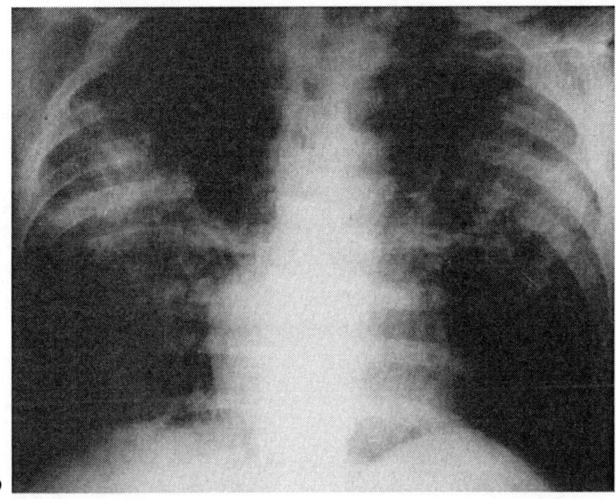

Abb. 1a u. b. Röntgenaufnahme des Thorax (pa) mit **a** diskreter Zeichnungsvermehrung rechtsparakardial, und **b** typischen bilateralen diffusen Infiltraten

Spezifische Diagnostik

Serologische Verfahren mit Nachweis von Serumantikörpern gegen Pneumozysten sind bei der hohen Durchseuchung der Bevölkerung (Prävalenz > 75% bis zum 4. Lebensjahr) nach Untersuchungen von Meuwissen et al. ohne diagnostischen Wert. Der immunologische Nachweis von Pneumocystisantigen im Blut (z.B. mit der Gegenstromelektrophorese unter Verwendung von polyklonalen Antikörpern) ist, wie Untersuchungen bei knochenmarktransplantierten Patienten gezeigt haben, zu unsensitiv und unspezifisch, als daß sie einen Durchbruch in der Pc-Diagnostik bedeuten könnten (Myers et al. 1979). Die Entwicklung spezifi-

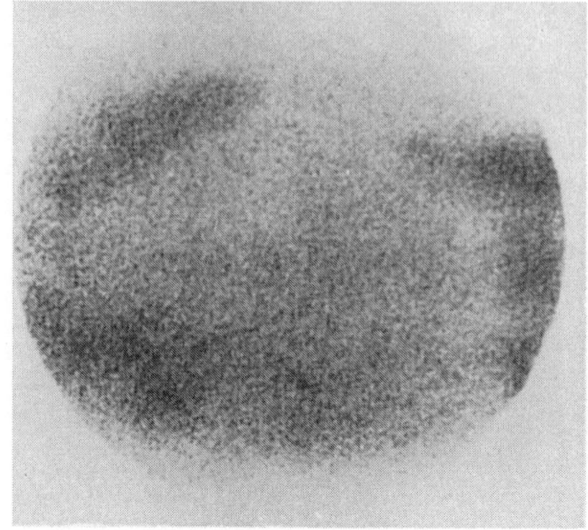

Abb. 2. [67]Galliumszintigraphie der Lunge und Leber bei nachgewiesener PcP (Uptake-Index Lunge : Leber > 1,0)

scher monoklonaler Antikörper gegen humane Pneumocysten scheint aber die Sensitivität zu verbessern (Kovacs et al. 1986). Die serologischen Untersuchungsverfahren sind jedoch in der Diagnostik der PcP noch nicht etabliert und daher Speziallaboratorien vorbehalten. Da auch geeignete Anzuchtverfahren oder Tiermodelle zur raschen Erregerisolierung fehlen (Falk et al. 1987), ist eine definitive Diagnose der PcP nur durch direkten mikroskopischen Nachweis der Erreger möglich (Hughes 1984). Folgende Übersicht faßt die für die morphologische Darstellung der Pneumozysten geeigneten klinischen Materialien zusammen:

1. bronchoalveoläre Lavage
2. bronchiale Absaugung
3. induziertes Sputum
4. Lungenbiopsat

Materialgewinnung

Die Diagnose der PcP erfolgt in den meisten Zentren mittels der flexiblen Bronchoskopie (Höffken et al. 1988; Stover et al. 1985). Hiermit kann gleichzeitig die bronchoalveoläre Lavage, die bronchiale Absaugung sowie die transbronchiale Biopsie (TBB) durchgeführt werden. Die Trefferquote mit der Lavage (fraktionierte Instillation von 120−200 ml 0,9 %ige NcCl-Lösung in Verschlußposition der Spitze des Bronchoskops im Segment mit den auffälligsten radiologischen Veränderungen und einer Wiedergewinnungsrate von > 70 % im Mittellappen) liegt über 80 % und steigt in Verbindung mit der tbb auf über 90 % an (Höffken et al. 1988; Stover et al. 1984). Allerdings sollte bei respiratorisch instabilen Patienten

Tabelle 1. Sensitivität der indirekten Immunfluoreszenz mit monokonalen Mausantikörpern gegen Pneumozysten bei 49 Aids-Patienten mit nachgewiesener PcP (Mod. nach Kovacs et al. 1988).

Methode	Positives Ergebnis	
	n	[%]
Indirekte Immunfluoreszenz	45	(92)
Giemsa	37	(76)
Toluidinblau	39	(80)
Kombinationen	46	(94)

wegen des Pneumothoraxrisikos auf die TBB verzichtet werden. Aufgrund dieser hohen Sensitivität sollte heute nur noch in Ausnahmefällen eine offene Lungenbiopsie in der Diagnostik der PcP bei Aids-Patienten durchgeführt werden.

In den letzten Jahren ist versucht worden, auch auf die flexible Bronchoskopie als ein invasives, kritisch kranke Patienten zusätzlich belastendes Verfahren zu verzichten, zumal auch diese Methode nicht in jedem Zentrum verfügbar ist (Bigby et al. 1986; Caughey et al. 1985; Kovacs et al. 1988; Zaman et al. 1988). Mit den herkömmlichen Färbemethoden lagen die Trefferquoten in Materialien wie der transbronchialen Absaugung bzw. dem induzierten Sputum (10 min Inhalation von 3–5 %iger NaCl-Lösung über einen Vernebler) generell unter denen, die mit der bronchoalveolären Lavage erzielt werden konnten (Bigby et al. 1986; Caughey et al. 1985; Zaman et al. 1988). Mit Einführung von monoklonalen Mausantikörpern gegen humane Pneumozysten ließ sich jedoch die Sensitivität im induzierten Sputum von 55 % auf 92 % steigern (Tabelle 1) (Kovacs et al. 1988). Allerdings fehlen z. Z. noch Studien anderer Arbeitsgruppen, die diese Befunde reproduzieren konnten.

Morphologischer Nachweis

Folgende Übersicht zeigt die gebräuchlichsten Färbemethoden zum Pneumozystennachweis:

<table>
<tr><td>

1. Zystenwand:
Toluidinblau,
Methenaminsilber (Grocott),
Kresylechtviolett,
Gram-Weigert,
Papanicolaou.

2. Sporozoiten, Trophozoiten:
Giemsa,
Wright.

</td><td>

Andere Verfahren:

1. Immunfluoreszenz:
monoklonale Mausantikörper.

2. Lichtoptik:
Durchlichtoptik,
Phasenkontrasttechnik.

</td></tr>
</table>

Die zuverlässigsten und spezifischsten Ergebnisse werden mit dem Versilberungsverfahren nach Grocott erzielt (Walzer 1988). Allerdings ist diese Methode zeit- und arbeitsaufwendig, so daß von vielen Labors die Giemsa-Färbung vorgezogen wird. Hiermit können ohne großen Aufwand die Trophozoiten und Sporozoiten, allerdings nicht die Zystenwand selbst dargestellt werden. Ein weiterer Vorteil ist die gleichzeitige Darstellung anderer Erreger wie Pilze, Bakterien oder Parasiten. Erfahrungen mit der indirekten Immunfluoreszenz unter Verwendung von monoklonalen Antikörpern sind noch limitiert (Kovacs et al. 1986, 1988). Mit allen Färbeverfahren lassen sich die Zysten noch mehrere Tage nach Einleiten einer spezifischen Therapie in den genannten Materialien nachweisen.

Kommentar

Welche definitiven Verfahren zur Diagnostik einer PcP angewendet werden, ist zunächst von der Ausstattung und Erfahrung des jeweiligen Zentrums abhängig. Aufgrund häufiger Unverträglichkeitsreaktionen im Rahmen einer PcP-Therapie sollte jedoch die Diagnose in jedem Fall morphologisch gesichert sein (Weinke et al. 1988). Bei einer typischen klinischen Symptomatik kann zunächst der Pc-Nachweis aus dem induzierten Sputum mit der Giemsa- oder, falls als Methode etabliert, mit der indirekten Immunfluoreszenzmethode versucht werden. Bei negativem Ergebnis sollte die flexible Bronchoskopie unverzüglich nachgeholt werden. Sind die Beschwerden jedoch wenig charakteristisch, so sind initial außer den radiologischen die nichtdefinitiven Untersuchungstechniken, insbesondere lungenfunktionelle Untersuchungen (O_2-Sättigung bzw. p_aO_2 unter ergometrischer Belastung) einzusetzen. Ergeben sich hierbei Hinweise auf eine restriktive Erkrankung (evtl. auch durch andere Untersuchungen, wie erniedrigte Vitalkapazität in der Lungenfunktion bzw. beidseitiger Zwerchfellhochstand beim Thoraxröntgen), ist eine flexible Bronchoskopie den nichtinvasiven Methoden vorzuziehen. Keinesfalls kann eine PcP serologisch oder durch Antigennachweis im Blut diagnostiziert werden. Diesbezügliche Untersuchungsverfahren sind zur Zeit noch im experimentellen Stadium, eröffnen allerdings interessante Perspektiven für die nichtinvasive Pneumocystosendiagnostik. Zu berücksichtigen ist, daß die PcP nur eine unter vielen pulmonalen Komplikationen bei Patienten mit dem erworbenen Immundefektsyndrom darstellt, so daß immer nach anderen Erregern bzw. Ursachen (Kaposi-Sarkom, Mykobakterien, Pilzen, Bakterien) gesucht werden sollte (Höffken et al. 1988).

Literatur

Bigby TD, Margolskee D, Curtis JL, Michael PF, Sheppard D, Hadley WK, Hopewell PC (1986) The usefulness of induced sputum in the diagnosis of pneumocystis carinii pneumonia in patients with the acqired immunodeficiency syndrome. Am Rev Respir Dis 133: 515–518
Caughey G, Wong H, Gamsu G, Golden J (1985) Nonbronchoscopic bronchoalveolar lavage for the diagnosis for pneumocystis carinii pneumonia in the acquired immunodeficiency syndrome. Chest 88/5: 659–662

Cohen BA, Pomeranz S, Rabinowitz JG, Rosen MJ, Train JS, Norton KI, Mendelson DS (1984) Pulmonary complications of Aids: Radiologic features. AJR 143: 115–122

Coleman DL, Hattner RS, Luce JM, Dodek PM, Golden JA, Murray JF (1984) Correlation between gallium lung scans and fiberoptic bronchoscopy in patients with suspected pneumocystis carinii pneumonia and the acquired immunodeficiency syndrome. Am Rev Respir Dis 130: 1166–1169

Falk S, Rust M, Helm EB, Hübner K, Stutte (1987) Pneumocystis carinii Pneumonie bei HIV-Infektion. Dtsch med Wochenschr 112: 1830–1835

Goebel FD (1988) Die Klinik von Aids – opportunistische Infektionen von der Lunge und Herz. Verh Dtsch Ges Inn Med 94: 511–516

Höffken G, Lode H, Dissmann T, Ludwig WD et al. (1988) Pulmonale Komplikationen beim erworbenen Immundefektsyndrom. Dtsch med Wochenschr 113/19: 755–762

Hughes WI (1984) Pneumocystis carinii pneumonia. Chest 85/6: 810–813

Kovacs JA, Hiemenz JW, Macher AM et al. (1984) Pneumocystis carinii pneumonia: A comparison between patients with the acquired immunodeficiency syndrome and patients with other immunodeficiencies. Ann Int Med 100: 663–671

Kovacs JA, Gill V, Swan JC, Ognibene F, Shelhamer J, Parillo JE, Masur H (1986) Prospective evaluation of a monoclonal antibody in diagnosis of pneumocystis carinii pneumonia. Lancet II: 1–3

Kovacs JA, Ng VL, Masur H, Leoung G et al. (1988) Diagnosis of pneumocystis carinii pneumonia: Improved detection in sputum with use of monoclonal antibodies. N Engl J Med 318: 569–593

Lee NA, Bellin E, Fraulino L, Andiman WA (1987) Prognostic indicators of survival in Aids patients with pneumocystis carinii pneumonia. A biostatistical analysis. [3rd Int Conf on Aids (Am Soc Microbiol), abstr TP144]

Macfarlane JT, Finch RG (1985) Pneumocystis carinii pneumonia. Thorax 40: 561–570

Murray JF, Felton CP, Garay SM, Gottlieb MS, Hopewell PC, Stover DE, Teirstein AS (1984) Pulmonary complications of the acquired immunodeficiency syndrome. N Engl J Med 310: 1682–1688

Murray JF, Garay SM, Hopewell PC, Mills J, Snider GL, Stover DE (1987) Pulmonary complications of the acquired immunodeficiency syndrome: Un update. Am Rev Respir Dis 135: 505–509

Myers JD, Pifer LL, Sale GE, Thomas ED (1979) The value of pneumocystis carinii antibody and antigen detection for diagnosis of pneumocystis carinii pneumonia after marrow transplantation. Am Rev Respir Dis 120: 1283–1287

O'Doherty MJ, Page C, Bradbeer CS, Shashmanesh M, Edwards A, Barlow D, Croft DN, Bateman NT (1988) Lung 99mTc DTPA transfer and its response to treatment of PcP. (4th Int Conf on Aids, 12.–16. 6. 1988, Stockholm/Schweden, abstr 7158)

Silverman BA, Rubinstein A (1985) Serum lactate dehydrogenase levels in adults with acquired immunodeficiency syndrome (Aids) and Aids-related complex: possible indicator of B-cell lymphoproliferation and disease activity. Am J Med 78: 728–736

Smith DE, Wyatt J, Mcluckie A, Gazzard B (1988) Severe exercise hypoxaemia with normal or near normal X-rays: A feature of pneumocystis carinii infection. Lancet II: 1049–1051

Stover DE, White DA, Romano PA, Gellene RA (1984) Diagnosis of pulmomary disease in acquired immunodeficiency syndrome (Aids). Am Rev Respir Dis 130: 659–662

Stover DE, White DA, Romano PA, Gellene RA, Robeson WA (1985) Spectrum of pulmonary diseases associated with the acquired immunodeficiency syndrome. Am J Med 78: 429–437

Walzer PD (1988) Diagnosis of pneumocystis carinii pneumonia. J Infect Dis 157: 629–632 .

Weinke T, Six C, de Matos-Marques B, Ruf B, Pohle HD (1988) Nebenwirkungen durch Trimethoprim – Sulfamethoxazol bei Patienten mit Aids. Dtsch Med Wochenschr 113: 1129–1133

Wharton JM, Coleman DL, Wofsy CB et al. (1986) Trimethoprim – sulfamethoxazole or pentamidine for pneumocystis carinii pneumonia in the acquired immunodeficiency syndrome. Ann Int Med 105: 37–44

Zaman MK, Wooten OJ, Suprahmanya B, Ankobiah W, Finch JP, Kamholz SL (1988) Rapid noninvasive diagnosis of pneumocystis carinii from induced liquefied sputum. Ann Int Med 109: 7–10

Auszug aus der Diskussion:

Kommentar: Sie haben ja richtig festgestellt, daß die Kunst oder das Problem eigentlich darin besteht, die untypischen Fälle zu diagnostizieren (Patienten mit einer Monosymptomatik). Für die nicht ausgeprägte PcP haben Sie festgestellt, daß die radiologischen Veränderungen auch fehlen können. Wir wissen aus unseren Untersuchungen in der Klinik, daß, wenn man Voraufnahmen hat (d. h. Aufnahmen von vor einem halben oder einem Jahr), der Radiologe bei diesen scheinbar normalen Röntgenbildern schon Veränderungen sehen kann und zwar mindestens einen Zwerchfellhochstand als Ausdruck der verminderten Inspirationsfähigkeit.
Was ich weiterhin für wichtig halte für die Frühdiagnose, ist die Messung der Vitalkapazität. Wir wissen aus unseren Fällen, daß die Pneumocystis Pneumonie sich erstmals manifestieren kann durch eine reduzierte Vitalkapazität, bevor noch manifeste radiologische Veränderungen vorliegen.
Das dritte ist die Sauerstoff-Sättigungsmessung. Wir sehen, daß der Sauerstoffpartialdruck im Blut nach Belastung deutlich absinkt.
Zur LDH möchte ich sagen, daß sie sehr unspezifisch ist und sich alles mögliche hinter einer Erhöhung verbergen kann.

Antwort: Ich würde auch meinen, daß die Belastungsuntersuchungen, die Bestimmungen der Blutgase, der Sauerstoffsättigung am validesten zu werten sind. Ich bin sehr zurückhaltend, was die Vitalkapazität angeht. Das ist eine Untersuchung, bei der die Compliance des Patienten erheblich mit einfließt, und sie kann sicherlich für die Verlaufskontrolle einer Therapie herangezogen werden. Wenn Sie Patienten haben mit Husten und einem Abfall des PAO_2 unter Belastung, halte ich es für gerechtfertigt, eine sofortige weitere, und zwar definitive Diagnosesicherung zu betreiben. Die LDH ist sicherlich ein unspezifischer, bei der PcP aber häufig verläßlicher Parameter für den Verlauf.

Bedeutung der Lungenfunktion zur Diagnostik der Pneumocystis carinii Pneumonie

N. Konietzko

Einleitung

Die Lunge muß als „Umweltorgan" par excellence, will sie ihre Aufgabe erfüllen, den Organismus mit Sauerstoff zu versorgen und vom „Abfallprodukt" Kohlendioxid zu entsorgen, in ständigem engem Kontakt mit der Umgebungsluft sein. Daß diese exponierte Position sie besonders empfänglich macht für umweltbedingte Eindringlinge, ist ebenso einleuchtend wie ihre evolutionär gewonnene Fähigkeit, dies mittels einer gestaffelten, wohlorganisierten und aufeinander abgestimmten Kette von Abwehrsystemen zu verhindern. Nun treffen HI-Viren gerade den Dirigenten dieser Abwehrkette, nämlich den Helferlymphozyten, und auch die wichtigste unspezifische Abwehrzelle auf Alveolarebene, den Alveolarmakrophagen. So nimmt es nicht wunder, daß sich eine große Anzahl von opportunistischen Infektionen bei AIDS in der Lunge abspielt: 75 % aller Patienten mit AIDS haben pulmonale Komplikationen, die Mehrzahl stirbt an ihnen. Die Pneumocystis-carinii-Pneumonie ist die häufigste Ursache bei AIDS-Erkrankung, etwa zwei Drittel der Betroffenen erkranken daran (Murray et al. 1988; Center for Disease Control 1981).

Häufig äußert sich diese opportunistische Infektion schon in Form von Husten, Atemnot in Ruhe und/oder bei Belastung und Oppressionsgefühl im Thoraxbereich, bevor sich im Röntgenbild krankheitstypische Veränderungen manifestieren (Coleman et al. 1984; Stover et al. 1985). Lungenfunktionsprüfungen zeigen, entsprechend den Beschwerden der Patienten, bereits in einem frühen Stadium einen pathologischen Ausfall und scheinen sensitiver zu sein als die Röntgenaufnahme des Thorax.

Es fragt sich demnach, ob und in welcher Phase der HIV-Infektion die Lungenfunktionsprüfung einzusetzen ist, und, welcher der zahlreichen Tests dafür geeignet ist. Auch ist zu berücksichtigen, ob sich der Test zur Frühdiagnostik, zur Stellung der Prognose oder zur Verlaufskontrolle eignet.

Methodik der Lungenfunktionsprüfung

Lungenfunktionsprüfungen haben sich nicht nach den Möglichkeiten der Apparatur, sondern nach den Bedürfnissen von Klinik und Praxis zu richten: nicht das Mögliche ist zu tun, sondern das Notwendige. Unabhängig davon, ob der Arzt

selbst die Lungenfunktion durchführt oder diese nur in seine Überlegungen mit-
einbezieht, muß er ein Basiswissen in Physiologie, Pathophysiologie und Metho-
dologie haben, um die Ergebnisse integrierend mit den anderen klinischen radiologischen, bakteriologischen, immunologischen und endoskopischen wie biopti-
schen Untersuchungen in ein Konzept von Diagnose, Prognose und Therapie
einbeziehen zu können (Konietzko 1985). Dementsprechend werden im folgenden nur die für die Fragestellung wichtigen Tests abgehandelt. Im übrigen sei auf
die Standardwerke verwiesen.

Spirometrie

Die Spirographie ist die Basisfunktionsuntersuchung des Pneumologen, vergleichbar der Elektrokardiographie des Kardiologen. Die für die Befunderhebung
wesentlichen Größen sind die Vitalkapazität (VC) und das forcierte exspiratori-
sche Volumen in der 1. Sekunde (FEV_1). Die Vitalkapazität ist bei ruhiger
Atmung, inspiratorisch oder exspiratorisch zu messen, die forcierte Vitalkapazität
(FVC) führt zwangsläufig, schon beim Gesunden, zu falsch-niedrigen Werten.

Die so erhobenen spirometrischen Werte sind die Basis für die Einteilung von
Lungenfunktionsstörungen in „normal", „restriktiv", „obstruktiv" und „restriktiv
+ obstruktiv" (Abb. 1).

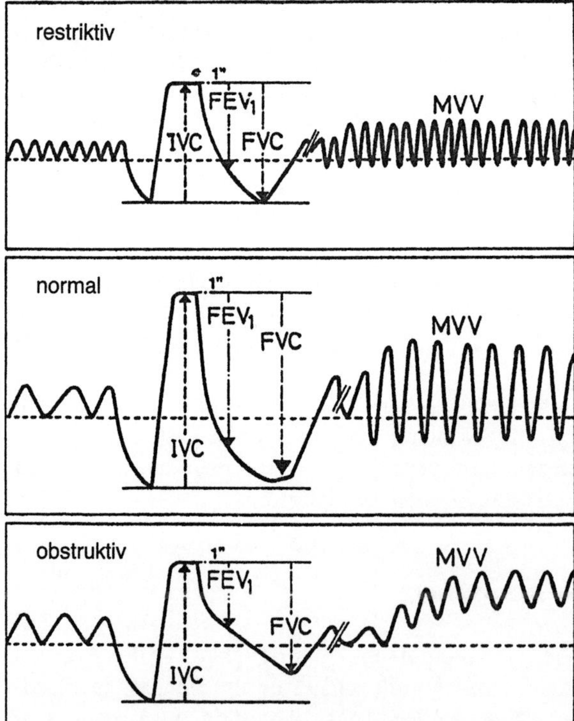

Abb. 1. Spirometrische Einteilung der Funktionsstörungen
nach restriktiv und obstruktiv
anhand der inspiratorischen
Vitalkapazität (IVK) und des
Atemstoßes (FEV_1)

Diffusionskapazität (Transferfaktor)

Diese Untersuchungsmethode – sensitiv, aber wenig spezifisch – ist in Deutschland wenig populär. Dies liegt wahrscheinlich daran, daß hierzulande die Blutgasanalyse in Ruhe und unter Belastung sehr viel großzügiger eingesetzt wird und deswegen die „unblutige" Diffusionskapazitätsmessung verzichtbar ist. Die Untersuchung wird i. allg. als Ein-Atemzug-Methode mit dem Tracergas CO durchgeführt (DLCO-SB; SB = "single breath").

Bei der Bestimmung des Transferfaktors wird diejenige Teilmenge eines Gases gemessen, die pro Zeiteinheit aus den Alveolen in das Blut gelangt und chemisch an das Hämoglobin gebunden wird (Petro u. Konietzko 1986).

Dabei müssen die alveoleokapilläre Membran (Gewebsschranke) und das Blut mit seinen flüssigen und festen Bestandteilen (Blutschranke) passiert werden (Abb. 2). Hinzu kommt die Diffusion des Tracergases im vorgeschalteten Alveolarraum, die zeitabhängig ist (Stratifikation). Die von der Alveole in das Blut übertretende Gasmenge ist abhängig von der Partialdruckdifferenz zwischen Alveole und Kapillare, von der Gewebsdicke und deren spezifischen Eigenschaften, von der Oberfläche, welche zur Diffusion zur Verfügung steht, von der Geschwindigkeit der chemischen Bindung, von der Anzahl der Erythrozyten und letztlich von der Kontaktzeit. Das zur Messung verwendete Gas muß die Voraussetzung erfüllen, sich rasch mit Hämoglobin chemisch zu binden. Dabei ist die Bindungskapazität des Hämoglobin so groß, daß die Perfusion nicht als begrenzender Faktor wirkt. Aus meßtechnischen Gründen wird statt Sauerstoff Kohlenmonoxid benutzt, dessen Affinität zum Hämoglobinmolekül 210mal größer ist.

Die CO-ein-Atemzug-Untersuchung (DLCO-SB) wird wie folgt vorgenommen: Der Patient wird mit Hilfe eines Mundstücks an einen Sack mit bekanntem Gasgemisch, bestehend aus 0,3 % CO, 4 % Helium, 21 % O_2 und Reststickstoff angeschlossen. Nach tiefer Exspiration atmet er mit maximaler Inspiration das Gasgemisch ein, hält die Luft dann 10 s an und atmet anschließend rasch aus. Nach Verwerfen eines Totraumanteils werden im Exspirationsgas CO und Helium analysiert. Die Berechnung der Diffusionskapazität ergibt sich dann nach folgender Formel:

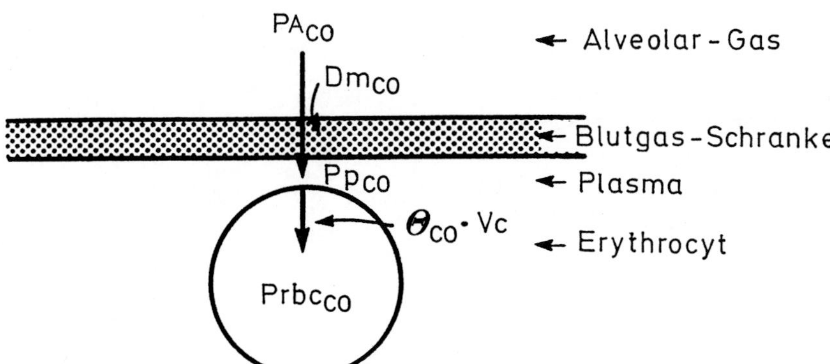

Abb. 2. Komponenten der Widerstände beim Diffusionsvorgang (s. Text). P_{ACO} = alveolärer CO-Partialdruck; P_{PCO} = Partialdruck für CO im Plasma; P_{rbcCO} = Partialdruck im Erythozyten

$$\text{DLCO} \;=\; \frac{V_A \cdot 60}{(P_B \cdot 47)} \quad \frac{\ln}{t} \quad \frac{F_I\,CO \cdot F_A\,He}{F_A\,CO \cdot F_I\,He} \qquad \left[\frac{ml}{min} \cdot mmHg^{-1}\right]$$

V_A	Alveolarvolumen	F_X	Gasfraktion (CO, He)
P_B	Barometerdruck	I	Inspirationsluft
t	Atemanhaltezeit	A	Alveolarluft (endexspiratorisch)

Entsprechend den physiologischen Mechanismen setzt sich der Diffusionsfaktor zusammen aus dem Membrananteil und der Blutvolumenkomponente. Diese Widerstände für die Diffusion sind hintereinandergeschaltet, so daß sich folgender Zusammenhang ergibt:

$$\frac{1}{DL} \;=\; \frac{1}{DM} \;+\; \frac{1}{\theta \cdot VC}$$

wobei *DL* die Diffusionskapazität, *DM* die Membrandiffusionskapazität, *VC* das pulmonale Kapillarvolumen und θ das Gasvolumen in ml bezeichnet, welches von den Erythrozyten in 1 ml Blut in 1 min/mm Hg Druckgradient aufgenommen wird. Dabei werden 1/DM und 1/VC meist graphisch ermittelt, nachdem DLCO-SB bei verschiedenen inspiratorischen Sauerstoffkonzentrationen bestimmt wurde. θ ist eine Konstante.

Die Ein-Atemzug-Methode der Diffusionskapazität (DLCO-SB) ist i. allg. auch von dyspooischen Patienten durchzuführen, die Atemanhaltezeit kann auf weniger als 10 s reduziert werden, sollte jedoch minimal 5 s betragen. Die Reproduzierbarkeit der Methode ist mit einem Variationskoeffizienten von 5–8 % sehr gut. Allerdings muß an die Möglichkeit auch extrapulmonaler Störfaktoren gedacht werden, wie etwa einen erhöhten HbCO-Anteil (Raucher!) oder Blutbildveränderungen im Sinne einer Anämie (zu niedriger Wert) oder eine Polyglobulie (falsch-hoher Wert, Hilpert 1974).

Blutgasanalyse

Die Messung von arteriellen, arterialisierten und/oder venösen Blutproben ist heute meßtechnisch unproblematisch, auch dank der technisch gut gelösten Kapillarmethode. Diese, d. h. die Entnahme von arterialisiertem Blut aus dem hyperämisierten Ohrläppchen, erübrigt die arterielle Punktion in der Regel; Ausnahmen sind Messungen im hyperoxischen Bereich (Shuntbestimmung!) und bei krankheitsbedingten Störfaktoren (z. B. obere Einflußstauung oder Schock). Meßstandard ist die Bestimmung des pH, des PCO_2 und des PO_2 sowie die Errechnung eines metabolischen Parameters (z. B. Base-excess). Die Berechnung weiterer abgeleiteter Größen wie etwa Sauerstoffsättigung, Sauerstoffgehalt, Standardbikarbonat, Gesamt-CO_2 etc. ist eher verwirrend als hilfreich. Dagegen ist die Berechnung des alveoleoarteriellen Gradienten bei Zugrundelegen eines angenommenen respiratorischen Quotienten (RQ = 0,8) nach der vereinfachten Alveolarluftformel sinvoll:

$$P_A O_2 \;=\; P_I O_2 \;-\; \frac{P_a O_2}{0,8} \quad [mmHg]$$

Die alveoleoarterielle Druckdifferenz errechnet sich dann aus dem alveolären Sauerstoffpartialdruck PO_2 ($P_A O_2$) abzüglich des aktuell gemessenen arteriellen

Tabelle 1. Differentialdiagnostische Abklärung der respiratorischen Partialinsuffizienz mittels Belastung und Hyperoxie ($F_IO_2 = 1{,}0$): die verteilungsbedingte Hyperoxie normalisiert sich i. allg. unter Belastung, im Gegensatz zur Diffusionsstörung, welche immer zu einem weiteren Abfall des PO_2 unter Belastung führt. Die Differentialdiagnose zum anatomischen Shunt und deren Quantifizierung erfolgt am einfachsten mit Hyperoxieversuch durch Atmung reinen Sauerstoffs. Dabei steigt der PO_2 bei anatomischem Shunt (auf Herzebene bei Septumdefekt, auf Lungenebene bei AV-Aneurysmen oder Atelektase) nur gering an

Respiratorische Partialinsuffizienz ($P_aCO_2 = n$)	p_aO_2		
	Ruhe	Belastung	Hyperoxie
V̇/Q̇-Verteilungsstörung	↓	↑	↑
Diffusionsstörung	↓	↓↓	↑↑
Anatomischer R-L-Shunt	↓	(↓)	(↑)

Sauerstoffs (P_aO_2). Mit Hilfe der Blutgasanalyse ist die Unterscheidung in respiratorische Globalinsuffizienz (P_aCO_2, P_aO_2) und respiratorische Partialinsuffizienz (P_aCO_2/n, P_aO_2) möglich. Die Differenzierung der Ursache der respiratorischen Partialinsuffizienz gelingt mit Hilfe einer einfachen Belastungsuntersuchung und der Shuntbestimmung mit 100 % Sauerstoff (Tabelle 1).

Nuklearmedizinische Methoden

Für die vorliegende Fragestellung interessieren 2 Methoden, die Inhalationsszintigraphie mit ^{99m}Tc-DTPA zur Bestimmung der Permeabilität der Lunge und die Galliumszintigraphie.

^{67}Galliumszintigraphie der Lunge

Nach intravenöser Injektion von ^{67}Galliumzitrat kommt es zur vermehrten Anreicherung der Substanz im Bereich von Tumoren und entzündlichen Veränderungen (Tuazon 1985). Für die vorliegende Fragestellung scheint die Beobachtung von Bedeutung, daß eine ^{67}Galliumakkumulation in der Lunge im wesentlichen mit Zahl und Aktivität der entzündlichen Effektorzellen, also hauptsächlich Granulozyten und Alveolarmakrophagen korreliert. Entsprechend ist die erhöhte Aktivitätsspeicherung von Gallium in der Lunge bei aktiven entzündlichen Erkrankungen wie Sarkoidose, Tuberkulose und Lungenfibrose zu finden, in mäßigem Umfang aber auch bei chronischer Bronchitis in der infektiösen Phase. Die Untersuchung ist durch das ungeeignete γ-Spektrum und durch Anreicherung in Darm und Leber, mit Überlagerung anderer Strukturen, methodisch problematisch.

Permeabilitätstudien mit ^{99m}Tc-DTPA-Aerosol

Nach Inhalation radioaktiver Partikel in Form von ^{99m}Tc-DTPA mit einem Molekulargewicht von 497 Dalton und einem molekularen Radius von 0,5 nm kommt es

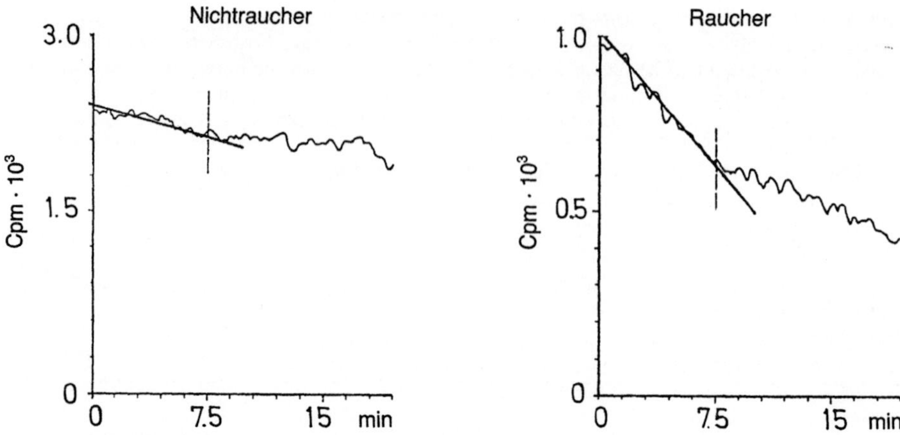

Abb. 3. Zeitaktivitätskurve (Counts/min) nach Inhalation von ^{99m}TC DTPA bei einem Nichtraucher und bei einem Raucher. Man sieht sehr deutlich den rascheren Aktivitätsabfall in der ersten Komponente der biexponentialen Kurve beim Raucher als Ausdruck der vermehrten Permeabilität. (Nach Konietzko et al. 1987)

zur Deposition in der Lunge. Die Abnahme der Radioaktivität, mittels eines externen Scanners über eine γ-Kamera registriert, ist ein Index der Permeabilität der Luft-Blut-Schranke der Lunge, hauptsächlich auf der Ebene der Alveolen (Jones et al. 1983; Hopewell 1985). Der Test ist klinisch innerhalb von 15 min durchführbar und wird auch von kurzatmigen Patienten toleriert. Die Strahlendosis liegt zwischen 2 und 4 mrem ($\triangleq$ 0,02 mJ/kg bzw. 0,04 mJ/kg) für die Lunge und 550 mrem ($\triangleq$ 5,5 mJ/kg) für die Niere als kritisches Organ. Die Ganzkörperstrahlendosis beträgt etwa ¹⁄₁₀ der Strahlendosis einer Thoraxröntgenaufnahme. Allerdings stören externe Faktoren die Untersuchung erheblich, so erhöht Zigarettenrauchen die Durchlässigkeit der Lunge bei gesunden Probanden mit völlig normaler Lungenfunktion (Abb. 3).

Ergebnisse bei Pneumocystis carinii Pneumonie (PcP)

Es gilt zu unterscheiden, welche der obengenannten Tests für die Frühdiagnostik, die Prognoseabschätzung und die Verlaufskontrolle von Bedeutung sind.

Frühdiagnostik

Pathologische Veränderungen der Lungenfunktion werden häufig bei Patienten mit AIDS, mit und ohne pulmonale Beteiligung, gefunden. Die Pc-Pneumonie zeigt dabei die stärksten Veränderungen in Form von restriktiver Ventilationsstörung, Erniedrigung der Diffusionskapazität und respiratorischer Partialinsuffi-

48

zienz, obwohl die Veränderungen, ebenso wie die Röntgenveränderungen, nicht spezifisch sind. Die Obstruktionsparameter sind in der Regel nicht pathologisch (Shaw et al. 1988). Von den genannten Parametern scheint die Diffusionskapazität (DLCO) die sensitivste bei PcP zu sein. In einer Serie von Shaw et al. wurden Lungenfunktionsparameter, einschließlich Spirometrie und Diffusionskapazität, bei 169 HIV-positiven Männern gemessen. Dabei zeigte sich die Diffusionskapazität für CO (DLCO) bei symptomfreien Patienten und Patientinnen mit generalisierter Lymphadenopathie durchweg normal (Abb. 4). Patienten mit ARC, nichtpulmonalem Kaposi-Sarkom und nichtpulmonalem Nicht-Kaposi-Sarkom-Aids, als opportunistischen Infektionen anderer Organe, hatten niedrigere Werte für DLCO. Diese Werte waren signifikant niedriger als die Meßwerte für symptomfreie Patienten. Noch niedrigere Werte für die DLCO wurden beobachtet bei Patienten in einer akuten Phase der PcP oder in der Rekonvaleszenz. Allerdings war dieser Parameter auch bei Patienten mit anderen Lungenbeteiligungen (z. B. Mykobakteriosen oder Kaposi-Sarkom der Lunge) erniedrigt. Die anderen Parameter, wie die spirometrischen Werte, waren ebenfalls signifikant reduziert, erreichten aber nicht die Sensitivität der Diffusionskapazität. Generell kann diese Beobachtung auch von anderen Untersuchern gestützt werden (Curtis et al. 1986; Hopewell u. Luce 1985). In der eben zitierten Studie von Shaw gab es keine Patienten mit intravenöser Drogenapplikation, welche als solche ohne HIV-Infektion und PcP eine Erniedrigung der Diffusionskapazität bewirkt (Salahuddin 1986). Um so interessanter ist die Beobachtung, daß die Diffusionskapazität bei Patienten mit AIDS ohne eine pulmonale Komplikation und bei Patienten mit ARC deutlich niedriger war als bei symptomfreien HIV-positiven Patienten. Eine Erklärungsmöglichkeit ist, daß die PcP einen klinisch stummen Verlauf bis zu 3 Monaten vor der Manifestation haben kann und daß ein Teil dieser Patienten schon an einer PcP litt. Eine andere Erklärung wäre, daß HIV-Infektionen direkt zu einer Lungenschädigung führen, wie es z. B. bei der Aids-Enzephalopathie beobachtet wurde. Auch konnten HIV von Lungengewebe und Alveolarmakrophagen bei Patienten mit AIDS isoliert werden (Meignan et al. 1988).

Nuklearmedizinische Methoden scheinen besonders sensitiv zu sein in der Entdeckung früher Manifestationen von PcP bei HIV-Infektion: in einer Serie des San Francisco General Hospital hatte nur einer von 22 Patienten, bei denen sich definitiv bei der Lungenbiopsie eine PcP objektiv nachweisen ließ, ein normales Lungenszintigramm. Alle 8 Patienten mit einem deutlichen „Gallium-Uptake" der Lunge (größer als der in der Leber!) hatten Pc in der Lungenbiopsie oder der bronchoalveolären Lavage (BAL). Insgesamt war bei dieser Studie klar, daß diejenigen, welche ein normales oder ein stark pathologisches Galliumszintigramm hatten, richtig diagnostiziert wurden. Allerdings liegt die geringe Spezifität in dem Bereich dazwischen, in dem sich die meisten der Betroffenen befinden.

Ähnlich scheint sich die Permeabilitätsuntersuchung der Lunge mit Hilfe von ^{99m}T-DTPA-Aerosol für die Frühdiagnostik zu eignen: in einer Studie von Pariser Kollegen (Meignan et al. 1988) fand sich bei 9 untersuchten Patienten mit nachgewiesener PcP in jedem Fall eine erhöhte Permeabilität der Lunge (Abb. 5).

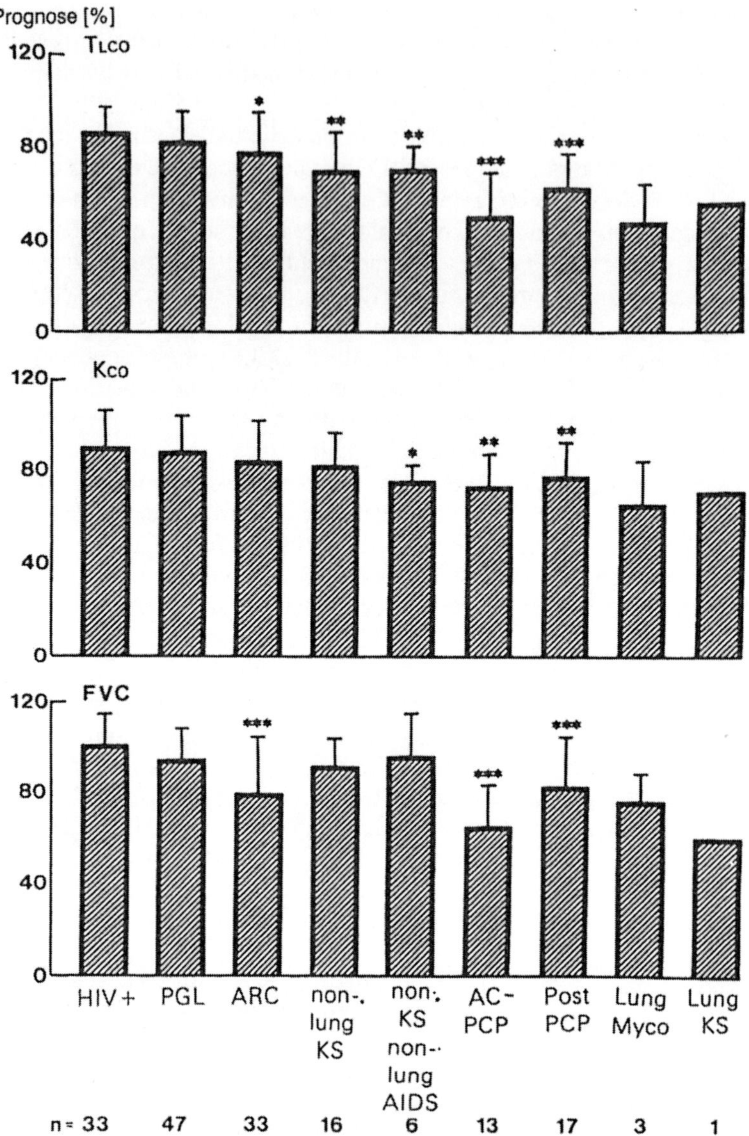

Abb. 4. Diffusionskapazität für CO (TLCO = DLCO) Krogh-Koeffizient (KCO = DLCO/TLC) und forcierte Vitalkapazität (FVC) in % des Sollwertes (Mittelwerte mit einfacher Standardabweichung).

HIV+ symptomfreie seropositive Männer, *PGL* Patienten mit persistierender generalisierter Lymphadenopathie, *ARC* Aids-related complex, *non-lung KS* nichtpulmonales Kaposi-Sarkom, *non-KS Aids* Nicht-Kaposi-Sarkom-Aids (z. B. pulmonale CMV-Infektion), *AC-PCP* akute Pneumocystis-carinii-Pneumonie, *Post-PCP* Zustand mindestens 1 Monat nach einer pneumonischen Episode und *Lung Myco* atypische mykobakterielle Infektion der Lunge. (Nach Shaw et al. 1988)

* < 005; ** < 0,01; *** < 0,001

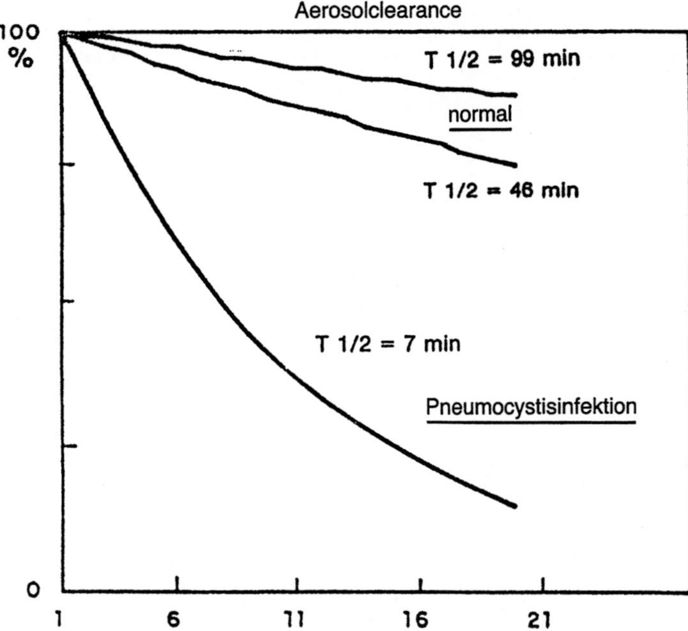

Abb. 5. Beispiel einer stark erhöhten Permeabilität bei einem PcP-Erkrankten (BAL positiv). (Nach Meignan et al. 1988)

Verglichen mit den anderen oben geschilderten Verfahren erwies sich die ^{99m}T-DTPA-Methode in 2 der 9 Fälle als einzig pathologischer Befund bei normalem Röntgenbild des Thorax, normalem Sauerstoffpartialdruck unter Belastung und normalem Gallium-Uptake. Nach der Behandlung korrelierten die Ergebnisse der DTPA-Methode mit dem Ansprechen auf Therapie und dem Nachweis oder der Elimination von Pc in der bronchoalveolären Lavage.

Prognose

Über die Langzeiteffekte der PcP gibt es wenig detaillierte Daten. In einer Serie von 7 Patienten wurden nach einer Nierentransplantation Lungenbiopsien innerhalb von 48 h nach Beginn der respiratorischen Insuffizienz im Rahmen einer Studie von Suffredini et al. (1986) entnommen. Die Biopsien wurden semiquantitativ nach Schweregrad eingeteilt, ebenso die Veränderung des Röntgenbildes, welches simultan gefertigt wurde. Diese Veränderungen wurden in Beziehung gesetzt zu Lungenfunktionstests, einschließlich Belastungsuntersuchungen, die 15–21 Monate danach durchgeführt wurden. Es zeigte sich eine weitgehende Normalisierung der Lungenfunktion mit Ausnahme der Diffusionskapazität für

Tabelle 2. Korrelationskoeffizienten zwischen klinischen Parametern und bleibenden Funktionsveränderungen bei Überlebenden nach Pneumocystis carinii Pneumonie. (Nach Suffredin et al. 1986)

Parameter	S_aO_2	VK	FEV_1	DLCO
Grad der Alveolarschädigung	r = 0,88*	0,08	0,12	0,40
Grad der Röntgenveränderung (Biopsie)	r = 0,02	0,60	0,72	0,81*
Grad der Röntgenveränderung (schwerste Veränderung)	r = 0,27	0,56	0,63	0,62
Grad der röntgenologischen Besserung (Tage)	r = 0,15	0,67	0,57	0,12
Sauerstoffexposition (Tage mit $F_IO_2 > 0,5$)	r = 0,10	0,29	0,34	0,19
Grad der Fibrosierung	r = 0,12	0,32	0,05	0,80

*$p < 0,05$

CO (DLCO). Allerdings war bei 2 der 7 Patienten eine Hypoxämie unter Belastung nachweisbar. Im Vergleich zur Morphologie war eine gute Korrelation zur später festgestellten Belastungshypoxämie zu konstatieren, während die röntgenologischen „Scores" besser mit der später durchgeführten Diffusionskapazität korrelierten (Tabelle 2).

In einer Publikation von Sankary et al. (1988) konnte durch differenzierte Untersuchungen der Membrankomponente (DM) und des pulmonal-kapillaren Blutvolumens (V_C) bei 20 mit PcP frisch Erkrankten, die gleichzeitig auch eine Lungenbiopsie bekamen, gezeigt werden, daß durch die PcP ein reversibler alveolär-kapillärer Block erzielt wird und daß diese Veränderung möglicherweise durch eine direkte Bindung der Pc-Organismen an die Typ-1-Zelle der Lunge erklärt werden könnte. Dieser strikte alveolär-kapilläre Membrandefekt ist unter Therapie voll reversibel (Abb. 6, Tabelle 3), d. h. es kommt wahrscheinlich nicht wie bei anderen fibrosierenden Lungenerkrankungen zur Kollagendeposition mit Bindung von Bindegewebe zwischen Luft und Blutkompartiment, sondern lediglich zu diesen Pc-typischen Anbindungen an Typ-1-Zellen.

Tabelle 3. Ergebnisse der Diffusionskapazitätsmessung *(DL)* und ihrer Membran *(DM)* und pulmonaler Kapillarkomponente *(VC)* sowie dem Alveolarvolumen *(VA)* bei Patienten mit PcP zur Zeit der Diagnose und etwa 60 Tage nach einer 3wöchigen antiparasitären Behandlung. (Nach Sauhery et al. 1988)

	DL (% Soll)	DM (% Soll)	VC (ml/m²)	VA (% Soll)
Bei Diagnose	60 + 7,8	35 + 19,9	31 + 10,1	67 + 18,7
Nach Therapie	80 + 10,1*	108 + 71,9**	29 + 11,4	88 + 14,8*

*$p < 0,05$
**$p < 0,01$

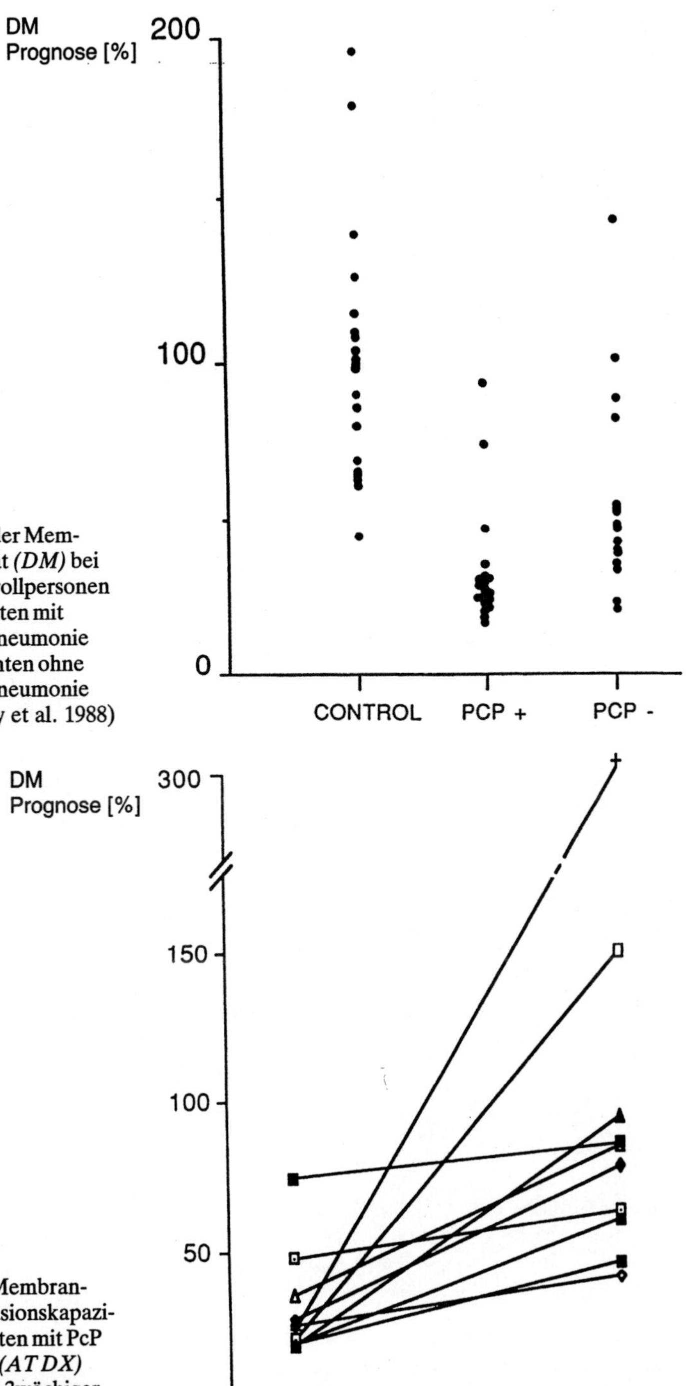

Abb. 6. Einzelwerte der Membrandiffusionskapazität *(DM)* bei lungengesunden Kontrollpersonen *(Control)*, Aids-Patienten mit Pneumocystis carinii Pneumonie *(PcPt)* und Aids-Patienten ohne Pneumocystis carinii Pneumonie *(PcP-)*. (Nach Sanhary et al. 1988)

Abb. 7. Verlauf der Membrankomponente der Diffusionskapazität *(DM)* bei 10 Patienten mit PcP zur Zeit der Diagnose *(ATDX)* und etwa 60 Tage nach 3wöchiger antiparasitärer Behandlung *(POST RX)*. (Nach Sanhary et al. 1988)

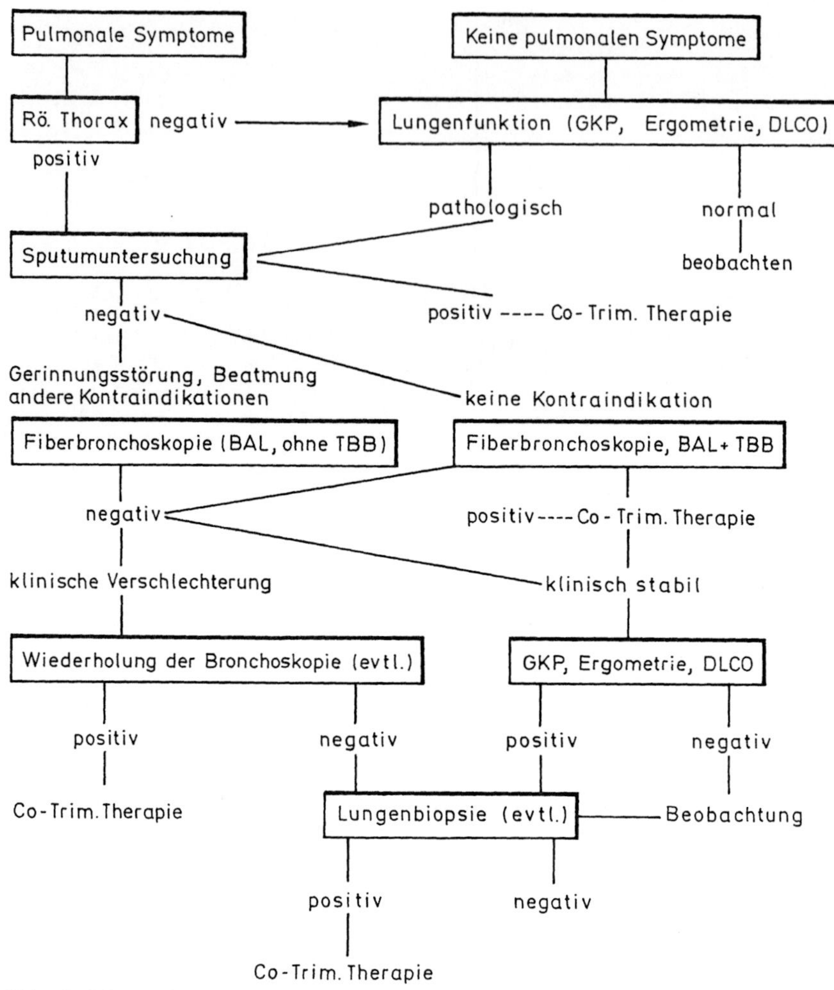

Abb. 8. Diagnostisches Vorgehen bei PcP im Falle von Aids-Erkrankungen (nach Freitag und Greschuchna 1988)

Literatur

Center for Disease Control (1981) Kaposi's sarcoma and Pneumocystis carinii pneumonia among homosexual men – New York City and California. MMWR 30: 305–308

Coleman DL, Dodek PM, Golden JA et al. (1984) Correlation between serial pulmonary function tests and fiberoptics bronchoscopy in patients with Pneumocystis carinii pneumonia and the acquired immune deficiency syndrome. Am Rev Respir Dis 129: 491–493

Coleman DL, Dodek PM, Luce JM et al. (1984) Gallium lung scanning in patients with suspected pneumonia and the acquired immunodeficiency syndrome. Am Rev Respir Dis 129–136

Curtis J, Goodman P, Hopewell PC (1986) Noninvasive tests in the diagnostic evaluation for P carinii pneumonia in patients with or suspected of having Aids (abstract). Am Rev Respir Dis 133: A 182

Freitag L, Greschuchna D (1988) Bronchoskopie bei Aids: Chancen und Probleme in: N. Konietzko (Hrsg.) Aids und Lunge. Steinkopf Verlag Darmstadt

Hilpert P (1974) Die Änderung der Diffusionskapazität der Lunge für CO durch die Hämoglobinkonzentration des Blutes. Respiration 28: 60

Hopewell PC (1985) Pulmonary involvement in the acquired immunodeficiency syndrome. Chest 87: 104–112

Hopewell PC, Luce JM (1985) Pulmonary involvement in the acquired immunodeficiency syndrome. Chest 87: 104–112

Jones GA, Royston GJD, Minty BD (1983) Changes in alveolar capillary barrier function in animals and humans. Am Rev Resp Dis 127: 51

Konietzko N (1985) Lungenfunktionsprüfung einschließlich Nuklearmedizin. Prax Klin Pneumol 39: 518–521

Konietzko N, Liedtke M, Maek R (1987) Increased permeability in idiopathic pulmonary fibrosis and sarcoidosis – an index for activity of disease? Prax Klin Pneumol 41: 15–18

Petro W, Konietzko N (1986) Lungenfunktionsdiagnostik. In: Ferlinz R (ed) Diagnostik in der Pneumologie. Thieme, Stuttgart

Meignan M, Rosso J, Picard C et al. (1988) La scintigraphie pulmonaire aux aerosols: Un nouveau test dans la statégie diagnostique des pneumocystoses chez les malades atteints de syndrome d'immunodéficit acquis. Presse Med 17: 577–580

Murray JF, Felton CP, Garay SM et al. (1988) Pulmonary complications of the acquired immunodeficiency syndrome: report of a National Heart, Lung and Blood Institute workshop. N Engl J Med 310: 1682–1688

Murray JF, Garay SM, Hopewell PC et al. (1987) Pulmonary complications of the acquired immunodeficiency syndrome: an update. Am Rev Respir Dis 135: 504–509

Salahuddin SZ, Rose RM, Groopman JM et al. (1986) Human T lymphotropic virus type III infection of human alveolar macropages. Blood 68: 281–284

Sankary RM, Turner J, Liparsky AJA et al. (1988) Alveolar-capillary Block in patients with Aids and Pneumocystis carinii pneumonia. Am Rev Respir Dis 137: 443–449

Sanyal SK, Mariendiede WC, Hughes WT et al. (1981) Course of pulmonary dysfunction in children surviving Pneumocystis carinii pneumonitis. A prospective study. Am Rev Respir Dis 124: 161–166

Shaw RJ, Roussak C, Forster SM et al. (1988) Lung function abnormalities in patients infected with the human immunodeficiency virus with and without overt pneumonitis Thorax 43: 436–440

Stover DE, White DA, Romano PA et al. (1985) Spectrum of pulmonary diseases associated with the acquired immune deficiency syndrome. Am J Med 78: 429–437

Suffredin FI, Oguibene FP, Lade EF et al. (1986) Long-term prognosis of survivors of Pneumocystis carinii pneumonia. Chest 89: 229–232

Tuazon CU (1985) Utility of gallium 67 scintigraphy and bronchial washings in the diagnosis and treatment of Pneumocystis carinii pneumonia in patients with the acquired immune deficiency syndrome. Am Rev Respir Dis 132: 1087–1092

Young LS (1984) Clinical aspects of pneumocystosis in man. In: Young LS (ed) Pneumocystis carinii pneumonia: pathogenesis, diagnosis, treatment. Dekker, New York, p 168

Auszug aus der Diskussion:

Frage: Zur Belastungs-Untersuchung: Wie lange müssen wir maximal belasten?

Antwort: Basistests sind sicherlich die Vitalkapazität und der Atemstoß, weil man daraus ziemlich genau die Belastbarkeit des Patienten extrapolieren kann. Man würde anhand des Ausfalls der Vitalkapazität nach Tabellen ziemlich genau sagen können: Der Patient wird wahrscheinlich eine bestimmte Belastung im steady state aushalten. Das steady state ist wichtig. Es reicht aus, am Ende der 5 Minuten zu messen, und ich würde dann empfehlen, die $AaDO_2$ mit zu messen, denn die Gasaustauschstörung alleine andhand des PO_2 zu messen, ist problemastisch.

Frage: CT in der Frühdiagnostik: ja oder nein?

Antwort: CT ist eine teure Untersuchung und für mich ist die Bronchoskopie in der Hand des Sachkundigen keine invasive Untersuchung mehr, wenn auf die transbronchiale Biopsie verzichtet wird. Sicher ist das CP sensitiver als die Rö-Standardaufnahme.

Frage: Bei Patienten, die eine Bronchoskopie verweigern, machen wir oft zwei oder drei CT-Schichten durch den Thorax und man sieht im Gegensatz zum scheinbar normalen Röntgenbild, daß dann die CTs doch positiv sind.

Antwort: Abschließend möchte ich noch einmal sagen, daß bei einigen Patienten, die mit einer „mäßigen Klinik" und normalem Röntgenbild zu uns kommen, weitere Untersuchungen vertretbar sind. Man hat einige Tage Zeit, um den PO_2 unter Belastung zu messen, vielleicht auch die Lungenfunktion. Bei akuten Situationen meine ich aber, man sollte sich sehr frühzeitig zu einer definitiven Diagnostik entschließen; d. h. wenn Sie bei der Sputuminduktion, wo Sie in der Hälfte der Fälle Pneumozysten nachweisen können, einen negativen Befund haben, dann müssen Sie eben rasch bronchoskopieren (s. Abb. 8).

Zum Stand der Therapie der Pneumocystis carinii Pneumonie beim erworbenen Immunmangelsyndrom (Aids)

M. L'age, S. Skörde, K. Arasteh, W. Heise, P. Mostertz, K. Nehm

Einleitung

Die Pneumocystis carinii Pneumonie (PcP) tritt bei 60–80% der Patienten mit Aids auf und ist mit 25 % die häufigste Todesursache (Fauci 1985; Kovacs u. Mazur 1988; Update: Aquired immunodeficiency syndrome 1986). Unabhängig von der Art der Therapie wird die Letalität der ersten PcP-Episoden in den meisten Studien zwischen 5% und 30% angegeben (PcP-Therapy Project Group 1984; Murray et al. 1984; Wofsy 1987).

Wegen der hohen Letalität der PcP werden von den Klinikern neben den konventionellen Therapiekonzepten (Trimethoprim-Sulfamethoxazol, i.v., oral; Pentamidinisethionat, i.v.) weitere, z.Z. noch klinisch-experimentelle Behandlungsformen eingesetzt (adjuvante Kortikoidtherapie, Trimethoprim-Diaminodiphenylsulfan, Trimetrexat, α-Difluormethylornithin, Pentamidininhalation).

Therapie

Konventionelle Therapiekonzepte

In der Therapie der PcP bei Aids haben sich die systemische Behandlung mit Trimethoprim-Sulfamethoxazol (TMP–SMZ) und mit Pentamidinisethionat durchgesetzt (Tabelle 1).

Tabelle 1. Behandlung der PcP bei Aids mit Trimethoprim-Sulfamethoxazol (TMP-SMZ) oder Pentamidin-isethionat; Behandlungsdauer: 15–21 Tage

Substanz/Dosis	Applikation	Patienten	Letalität	Autoren
TMP SMZ	i.v./oral	36	5/36 (14%)	Sattler et al. (1988a)
20 mg/kg/Tag –	i.v.	20	5/20 (20%)	Wofsy (1987)
100 mg/kg/Tag	i.v.	40	7/40 (17,5%)	Skörde et al. (i. Druck)
In 4 Dosen	oral	171	34/171 (20%)	Holzmann et al. (1988)
Pentamidinisethionat				
4 mg/kg/Tag	i.v.	33	13/33 (39%)	Sattler et al. (1988a)
In 1 Dosis	i.v.	20	1/20 (5%)	Wofsy (1987)

Die Überlebensrate für die 1. PcP-Episode liegt im Mittel bei 75 % der Erkrankten (Allegra et al. 1987; Kovacs u. Mazur 1988), bei leichten Verlaufsformen jedoch bei über 90 % (Brenner et al. 1987; Skörde et al., im Druck Wachter et al. 1986; Wharton et al. 1986). Bei weiteren PcP-Episoden im Verlaufe der HIV-Infektion sinkt die Überlebensrate auf etwa 60 % (Kovacs u. Mazur 1988). Nach Therapiebeginn kann es in den ersten 3–4 Tagen zu einer Verschlechterung der Symptomatik – Luftnot, Fieber, Hustenreiz, Atemfrequenz – und von objektiven Befunden – p_aO_2, Röntgenbefund, Lungenfunktion – kommen Skörde et al., im Druck), nach 7–10 Tagen ist bei den meisten Patienten, die überleben, eine eindeutige Besserung des Krankheitsbildes zu erwarten (Kovacs u. Mazur 1988; Wharton et al. 1986).

Die Nebenwirkungsrate beider Medikamente ist außergewöhnlich hoch und wird zwischen 43 % und 100 % angegeben (Allegra et al. 1987; Kovacs u. Mazur 1988; Sattler et al. 1988a; Sands et al. 1985; Skörde et al., im Druck; Wofsy 1987), repräsentative Zahlen sind in Tabelle 2 angegeben.

Tabelle 2. Nebenwirkungen von Trimethoprim-Sulfamethoxazol (TMP-SMZ) und Pentamidin bei der Behandlung der PcP bei Aids

Nebenwirkungen	TMP-SMZ [%] n	Pentamidin [%] n	Autoren
Klinische Befunde			
Erythem	44 (36)	15 (33)	[a]
	19 (80)	–	[b]
Hypotension			
RR_{syst} < 80 mm/Hg	0 (36)	27 (33)	[a]
		10	[d]
Übelkeit/Erbrechen	25 (36)	24 (33)	[a]
	24 (80)	2	[d]
"Drug Fever"	78 (36)	82 (33)	[a]
	6 (80)	–	[b]
Toxisches Delirium	0 (32)	3 (32)	[c]
Laborbefunde			
Anämie	39 (36)	24 (33)	[a]
(Hb-Abfall > 3 g/dl)		4	[d]
Leukopenie	72 (36)	47 (33)	[d]
(< 4000/µl)		14	[b]
Thrombozytopenie	14 (36)	64 (33)	[a]
(< 100 000/µl)	13 (80)	–	[b]
GOT > 50 U/l	22 (36)	15 (33)	[a]
	13 (80)	–	[b]
Azotämie	0 (32)	6 (32)	[c]
(Kreatin > 3 mg/dl)			
Hypoglykämie	0 (32)	21 (33)	[a]
(< 3,9 mmol/l)		8	[d]

[a] Sattler et al. 1988a; [b] Skörde et al. im Druck; [c] Wofsy 1987; [d] Sands 1985

In der Regel ist für beide Medikamente nach 7–10 Tagen Therapiedauer mit dem Auftreten von Nebenwirkungen zu rechnen. Die Summe der Nebenwirkungen ist für beide Medikamente etwa gleich, die jeweiligen Komplikationen unterscheiden sich aber eindeutig.

Ausschließlich unter Pentamidin werden gesehen: Schwere Hypoglykämien (sie können ohne Prodromi zu jeder Zeit der Therapie auftreten), schwere Hypotonien, vereinzelt ein toxisches Delirium, ventrikuläre Arrhythmien und Herzstillstand (Kovacs u. Mazur 1988; Skörde et al., im Druck; Wofsy 1987). Diese Komplikationen zwingen zum Therapiewechsel oder -Abbruch. Die TMP-SMZ-Therapie ist vorwiegend kompliziert durch das z. T. schwere Erythem, durch Übelkeit und Erbrechen. Kriterien für den Abbruch dieser Behandlung sind schwerlich aufzustellen und weitgehend abhängig von der Toleranz des Patienten gegenüber seinen subjektiven Symptomen. Knochenmarkdepressionen mit schweren Leukopenien und Thrombozytopenien treten unter beiden Medikamenten auf und können ebenfalls zum Therapiewechsel bzw. Therapieabbruch führen.

Wofsy (1987) rechnet in 50–60 % der Fälle wegen der Schwere der Nebenwirkungen mit einem Wechsel der Therapie (von TMP-SMZ auf Pentamidin oder umgekehrt), eine Sammelstatistik von Allegra et al. (1987) weist Abbruchkriterien in 24 % aus.

Die PcP-Therapie wird von vielen Klinikern über 21 Tage durchgeführt. Kovacs u. Mazur (1988) begründen dies mit der Tatsache, daß nach klinisch erforderlicher Theapie bei der Kontrollkavage noch in 60–75 % der Fälle Zysten und Trophozoiten von Pneumocystis carinii nachweisbar sind (Wofsy 1987); es ist z. Z. nicht geklärt, ob diese Erreger ihre Pathogenität durch die Therapie verloren haben.

Es sind kontrollierte Studien zu fordern, die die Frage klären, ob die Therapiedauer von 21 Tagen einer kürzeren Therapiedauer von 21 Tagen einer kürzeren Therapiedauer – bis zur klinischen Rückbildung der PcP (Normalisierung von Röntgenbefund, p_aO_2, Lungenfunktion, Temperatur) – in bezug auf das PcP-Rezidiv überlegen ist.

Klinisch-experimentelle Therapiekonzepte

Die zu hohe Letalität der PcP unter der konventionellen Therapie sowie die hohe Nebenwirkungsrate von TMP-SMZ und Pentamidin erfordern die Suche nach alternativen Therapieformen.

Adjuvante Kortikoidtherapie

Die Letalität der schweren PcP mit einem p_aO_2 < 60 mmHg ($\triangleq$ 8 kPa) vor Therapiebeginn liegt über 60 %; sie kann, wie MacFadden et al. (1987) und Mottin et al. (1987) an kleinen Patientenzahlen zeigen konnten, eindeutig durch adjuvante Kortikoidgabe gesenkt werden (Tabelle 3).

Aufgrund der ermutigenden Ergebnisse dieser Arbeitsgruppen haben wir (Skörde et al., im Druck) ab November 1987 prospektiv Patienten mit leichter PcP

Tabelle 3. Letalität der schweren PcP bei Aids unter konventioneller Therapie und adjuvanter Steroidgabe

Autoren	p_aO_2 vor Therapie	TMP-SMZ/ Pentamidin	TMP-SMZ + Steroide[a]
MacFadden et al. 1987	< 60 mmHg ($\triangleq$ 8 kPa)	6/8 (75%)	1/10 (10%)
Motten et al. 1987	< 50 mmHg ($\triangleq$ 6,6 kPa)	8/13 (61%)	3/15 (20%)
Skörde et al. im Druck	< 60 mmHg $\triangleq$ 8 kPa)	5/7 (71%)	–

[a] 40–60 mg Methylprednisolon alle 6 h über 7 Tage.

Tabelle 4. Letalität der leichten PcP unter TMP-SMZ-Behandlung und der schweren PcP unter adjuvanter Steroidtherapie; Behandlungsdauer: 7–10 Tage. (Nach Skörde et al. im Druck)

Diagnose	Therapie	n	Letalität
Leichte PcP (p_aO_2 > 60 mmHg ($\triangleq$ 8 kPa)	TMP-SMZ	33	2 (6,1)
Schwere PcP p_aO_2 < 60 mmHg ($\triangleq$ 8 kPa)	TMP-SMZ + Methylprednisolon[a]	40	5 (12,5)
Gesamt		73	7 (9,6)

[a] 40–60 mg Methylprednisolon 4mal/Tag i. v.

(p_aO_2 > 60 mmHg $\triangleq$ 8 kPa) mit TMP-SMZ, die mit schwerer PcP (p_aO_2 < 60 mmHg) adjuvant mit Methylprednisolon behandelt (Tabelle 4).

Bei 40 Patienten mit schwerer PcP liegt die Letalität mit 12,5 % im Bereich der Ergebnisse von MacFadden et al. (1987) und Mottin et al. (1987), die Letalität des Gesamtkollektivs von 73 Patienten bei 9,6 %.

Unter der Steroidtherapie bessern sich die schwere Dyspnoe und der arterielle Sauerstoffdruck innerhalb von 1–3 Tagen rasch, eine entsprechende Rückbildung der Röntgenbefunde der Lunge war in der Regel nach 2–4 Tagen, in Einzelfällen nach 24 h zu dokumentieren.

An Nebenwirkungen der Kortikoidtherapie war eine gehäufte, in der Ausprägung verstärkte orale Candidiasis zu verzeichnen. In Einzelfällen wurden Infektionen mit Herpes simplex bzw. Herpes zoster gesehen; in einem Fall war in eine bestehende, nichtdiagnostizierte Lymphknotentuberkulose des Abdominalraums (Autopsiebefund) hineintherapiert worden. Eine Häufung der CMV-Infektion unter Steroidgabe war nicht zu beobachten (Tabelle 5).

Unserer Erfahrung nach ist die adjuvante Steroidtherapie eine wichtige Bereicherung der Therapiekonzepte für die schwere Verlaufsform der PcP. Die Eingangskriterien hierfür sollten jedoch verschärft werden; hierfür bietet sich der p_aO_2 an, der vor Therapiebeginn weniger als 55 mmHg ($\triangleq$ 7,3 kPa) betragen

Tabelle 5. Häufigkeit der CMV-Retinitis oder der CMV-Infektion des Gastrointestinaltrakts bei der Behandlung der PcP mit TMP-SMZ und adjuvanter Steroidtherapie. (Nach Skörde et al. im Druck)

Zeitpunkt der CMV-Diagnose	Zahl der CMV-Infektionen	
	TMP-SMZ (n = 56 [%]	TMP-SMZ + Steroide (n = 45 [%]
Vor Therapiebeginn	3 (5,4)	1 (2,2)
Während der PcP-Therapie	3 (5,4)	3 (6,7)
1–3 Monate nach PcP-Therapie	0	0
Mehr als 3 Monate nach PcP-Therapie	8 (14,3)	5 (11,1)
Gesamt	14 (25)	11 (24,4)

sollte. Unverändert ist dem Auftreten von Tuberkulose und atypischen Mykobakteriosen große Aufmerksamkeit zu widmen; unsere Erfahrung läßt z. Z. noch nicht sicher ausschließen, daß die kurzzeitige hochdosierte Steroidgabe keinen Einfluß auf die Häufigkeit der Mykobakteriosen hat. Ist die Indikation für eine adjuvante Steroidtherapie gestellt, sollte sie über mindestens 7 Tage durchgeführt werden. Bei kürzerer Therapiedauer droht ein schweres Rezidiv.

Diaminodiphenylsufon- (Dapsone-) Trimethoprim (TPM) oral

Dapsone, ein Hemmer der Folatsynthese, ist in Einzelfällen bei leichter PcP erfolgreich eingesetzt worden (Kovacs u. Mazur 1988). Bei leichter bis mittelschwerer PcP – p_aO_2 > 60 mmHg ($\triangleq$ 8 kPa – ist es in Kombination mit TMP ebenso wirksam wie TMP-SMZ (Tabelle 6).

Schwere toxische, zum Therapieabbruch zwingende Nebenwirkungen treten unter Dapsone-TMP deutlich seltener als unter TMP-SMZ auf.

Tabelle 6. Dapsone-Trimethoprim (TMP) oral vs TMP-SMZ oral bei leichter bis mittelschwerer PcP (p_aO_2 > 60 mmHg $\triangleq$ 8 KP a. (Prospektive Doppelblindstudie nach Medina et al. 1987)

Ergebnis	TMP'SMZ 20 mg/100 mg/kg/Tag (n = 29	Dapsone-TMP 100 mg/20 mg/kg/Tag (n = 29)
Letalität	0	0
Therapieversager[a]	2	2
Schwere toxische Reaktion[a] (Abbruchkriterium)	16	8
Schweres Erythem	2	3
Leukopenie (< 750/µl)	5	1
Leberfunktionswerte > 5fach	6	1
Thrombozytopenie < 40 000/µl	1	1
Übelkeit und Erbrechen	2	2
Methämoglobinanämie	0	1

[a]Fortsetzung der Therapie mit Pentamidin i. v.

Trimetrexat i. v.

Trimetrexat, ein fettlösliches Analogon des Methotrexats, ist ein wesentlich stärker Inhibitor der Pneumocystis carinii Dihydrofolatreduktase als TMP oder Pentamidin. Die kombinierte Behandlung mit Leucovorin kann die Toxizität beim Wirt minimieren, ohne die Wirkung gegen den Erreger aufzuheben. Die Substanz wurde in mehreren Studien gegen PcP bei Aids eingesetzt (Allegra et al. 1987; Sattler et al. 1988b). Sie zeigt eine geringe Toxizität und wirkt gleichermaßen nach Therapieversagen von TMP-SMZ und Pentamidin bei der ersten und bei der nachfolgenden Episode (Tabelle 7).

Tabelle 7. Trimetrexat (TMTX: 300 mg/m^2 Körperoberfläche/Tag i.v.) und Leukovorin (LCV: 20 mg/m^2 Körperoberfläche, 4mal/Tag oral) bei PcP und Aids; Behandlungsdauer: 21 Tage. (Nach Allegra et al. 1987)

Ergebnis	Gruppe I (n = 16) Versager bei konventioneller Therapie mit TMZ/SMZ/Pentamidin n [%]	Gruppe II (n = 16) 1. Episode – Sulfonamid- allergie n [%]	Gruppe III (n = 17) 1. Episode n [%]
Überlebende	11 (69)	14 (88)	13 (77)
Responder	11 (69)	10 (63)	12 (71)
Therapieversager	5 (31)	5 (31)	5 (29)

Toxische Nebenwirkungen wurden nur bei wenigen Patienten gesehen:

Neutropenie < 1000/µl in 16%, Thrombozytopenien < 100000/µl in 10%.

Nach diesen noch vorläufigen Befunden sollte Trimetrexat als Ausweichpräparat bei Therapieversagen von TMP-SMZ und Pentamidin erwogen werden.

α-Difluormethylornithin (Efflornithin)

Über Erfahrungen mit Efflornithin, einem Hemmer der Ornithindecarboxylase diverser Protozoen, bei der Behandlung der PcP bei Aids liegen kaum größere Erfahrungen vor. Nur McLees et al. (1987) referieren über Einzelfallberichte von 189 Untersuchungen bei 345 Patienten mit schwerer PcP, bei denen die konventionelle Therapie mit TMP-SMZ und Pentamidin versagt hat (Dosierung 100 mg/kg alle 6 h i. v.). Bei einer Therapiedauer von mehr als 14 Tagen lag die Überlebensrate bei 78%. Patienten an der maschinellen Beatmung hatten eine Mortalität von 77–90%, abhängig von der Therapiedauer. Das Präparat wurde generell gut vertragen (Nebenwirkungen: Diarrhöen, Thrombozytopenien, Leukopenien). Efflornithin kann z. Z. nur als „Nottherapeutikum" bei Versagen der konventionellen Therapie betrachtet werden.

Aerosolbehandlung mit Pentamidinisethionat

Die Aerosolbehandlung mit Pentamidin bei einer leichteren PcP ($p_aO_2 > 65$ mmHg $\triangleq$ 8,6 kPa) ist nach eigener Erfahrung und nach den vorliegenden Studien vielversprechend. H. Lode berichtet über den aktuellen Stand dieser Therapieform in seinem Beitrag in diesem Buch (s. S. 94).

Therapiekonzepte bei Versagen der Primärbehandlung

Tritt nach 7–10 Tagen unter einer Behandlung der PcP mit TMP-SMZ oder Pentamidin (i. v.) keine Besserung oder aber eine Verschlechterung des Befundes auf, dann ist bei Ausschluß (Nachweis durch erneute Bronchiallavage) einer Sekundärinfektion – z. B. Herpes-, CMV-Infektion, diffuse Kryptokokkenpneumonie – mit einem primären Therapieversagen zu rechnen.

Der Wechsel von TMP-SMZ auf Pentamidin oder vice versa führt nur in 10–30% zu einem Therapieerfolg (Kovacs u. Mazur 1988), kontrollierte Studien zu dieser Frage liegen z. Z. nicht vor.

Vorläufige Ergebnisse einzelner Autoren weisen auf folgende Therapiealternativen hin:
– Trimetrexat kombiniert mit Leucovorin (Tabelle 7)
– adjuvante Steroidtherapie (Tabelle 4)
– Efflornithin (Kovacs u. Mazur 1988; McLees et al. 1987)
– Clindamycin und Primaquin (Vega et al. 1988)

Zwingt der Velauf der PcP zur mechanischen Beatmung, ist die Überlebenschance gering, im Krankengut von Kovacs u. Mazur (1988) überlebten 9 von 24 Patienten, im eigenen Krankengut 2 von 7 Patienten.

Zusammenfassung

Als konventionelle Therapiekonzepte haben sich die Behandlungen mit TMP-SMZ und mit Pentamidin durchgesetzt; die Letalität unter dieser Therapie liegt im Mittel bei 25 %, die der leichten Verlaufsform unter 10 %. Die Nebenwirkungsrate beider Medikamente ist mit über 60 % außeordentlich hoch.

Erste klinische Erfahrungen mit der adjuvanten Steroidtherapie, mit Trimetrexat und Efflornithin weisen diese Substanzen als Alternativtherapeutika bei Versagen der konventionellen Therapie aus.

Die relativ gute Prognose für die Therapie der leichten PcP – Überlebensrate ca. 95 % – läßt als vordringliches Problem die frühzeitige Sicherung der Diagnose und die umgehende Einleitung der Therapie erscheinen.

Literatur

Allegra CJ, Chabner BA, Tuazon CU et al. (1987) Trimetraxate for the treatment of pneumocystis carinii pneumonia in patients with the acquired immunodeficiency syndrome. N Engl J Med 317: 978–985

Brenner M, Ognibene FP, Lack EE et al. (1987) Prognostic factors and life expectancy of patients with acquired immunodeficiency syndrome and pneumocystis carinii pneumonia. Am Rev Respir Dis 136: 1199–1120

Fauci AS (1985) The acquired immunodeficiency syndrome, an update. Ann Intern Med 102: 800

Holzman RS, Murren J, Torres R, Crocco J (1988) Outcomes of treatment of pneumocystis carinii pneumonia: The role of oral cotrimoxazole. (4th International Congress on Aids, Stockholm, abstr)

Kovacs JA, Mazur H (1988) Pneumocystis carinii pneumonia: therapy and prophylaxis. J Infect Dis 158: 254–259

MacFadden DK, Hyland RH, Inouye T, Edelson JD, Rodriguez CH, Rebuck AS (1987) Corticosteroids as adjunctive therapy in treatment of pneumocystis carinii pneumonia in patients with acquired immunodeficiency syndrome. Lancet I: 1477–1479

McLees BD, Barlow JLR, Kuzma RJ, Barington DC, Schlechter PJ, Soerdsma A (1987) Studies on successful efflornithine treatment of pneumocystis carinii pneumonia in Aids patients failing conventional therapy. 3rd International Congress on Aids, Washington, abstr)

Medina I, Leoung G, Mills J, Hopewell P, Feigel D, Wofsy C (1987) Oral therapy for pneumocystis carinii pneumonia (PcP) in Aids. A randomized double blind trial of trimethoprim-sulfamethoxazole versus dapsone trimethoprim for first episode of Pneumocystis carinii pneumonia in Aids. (3rd International Congress on Aids, Washington, abstr)

Mottin D, Denis M, Dombret H, Rossert J, Mayqud CH, Akoun G (1987) Role for steroids in treatment of pneumocystis carinii pneumonia in Aids. Lancet II: 519

Murray JF, Felton CP, Garay SM, Gottlieb MS, Hopewell PC, Stover DE, Tierstein AS (1984) Pulmonary complications of the acquired immunodeficiency syndrome: report of a National Heart, Lung, and Blood Institute workshop. N Engl J Med 310: 1682–1688

PCP Therapy Project Group Haverkos HW (1984) Assessment of therapy for Pneumocystis carinii pneumonia. Am J Med 76: 501–508

Sands M, Kron MA, Brown RB (1985) Pentamidine: A Review Rev Infect. Dis 7 No 5: 625–634

Sattler FR, Cowan R, Nielson DM, Ruskin J (1988a) Trimethoprim-sulfamethoxazole compared with pentamidine for treatment of pneumocystis carinii pneumonia in the acquired immunodeficiency syndrome. Ann Intern Med 109: 280–287

Sattler F, Allegra C, Tuazon CA et al. (1988b) Trimetrexate and leucovorin for pneumocystis carinii pneumonia. (4th International Congress on Aids, Stockholm, abstr)

Skörde J, Heise W, Arasteh K, Mostertz P, L'Age (im Druck) Adjuvante Corticoid-Therapie bei HIV-assoziierter schwerer Pneumocystis carinii-Pneumonie.

Update: Acquired immunodeficiency syndrome (Aids – United States) (1986) MMWR 35: 17–21

Vega C, Phaneur D, Morisset R (1988) Clindamycin with primaquin for P. carinii pneumonia in Aids. (28th Interscience Conference on Antimicrobial Agents and Chemotherapy, Los Angeles, October, abstr)

Wachter RM, Luced JM, Turner J, Volberding P, Hopwell PC (1986) Intensive care of patients with the acquired immunodeficiency syndrome. Outcome and changing patterns of utilization. Am Rev Respir Dis 134: 891–896

Wharton JM, Coleman DL, Wofsy CB et al. (1986) Trimethoprim-sulfamethoxazole or pentamidine for pneumocystis carinii pneumonia in the acquired immunodeficiency syndrome. A prospective randomized trial. Ann Intern Med 195: 37–44

Wofsy CB (1987) Use of trimethoprim-sulfamethoxazole in the treatment of pneumocystis carinii pneumonitis in patients with acquired immunodeficiency syndrome. Rev Infect Dis [Suppl 2] 9 184–191

Frage/Kommentar: Ihre entscheidende Mitteilung ist, daß die Patienten möglichst früh in die Klinik kommen sollen.
Der zweite Punkt sind die Steroide, die ich ansprechen möchte. Die Ergebnisse des General Hospital in San Francisco lassen noch zögern, eine generelle Empfehlung dazu auszusprechen. Ich würde Ihnen zustimmen, daß Sie in der Anfangsphase bei schweren Verläufen mit der Anwendung von Steroiden mit Sicherheit keinen Fehler mache.

Frage: Wenn Sie den Eindruck haben, daß Steroide bei schweren Verläufen gut wirken, dann sind Sie gerade verpflichtet, eine kontrollierte Studie durchzuführen.

Antwort: Ich stimme Ihnen ja prinzipiell zu, aber ich persönlich kann mich bisher nicht entschließen nach den Anfangserfahrungen des Jahres '87, aus Gründen wissenschaftlicher Sauberkeit heraus eventuell für die Hälfte dieser Patienten eine Mortalität von 70 % (davon muß ich im Augenblick ausgehen) in Kauf zu nehmen. Ich traue mich das nicht. Bei der großen Zahl von Patienten haben wir seit Anwendung der Steroide im letzten Jahr keinen PcP-Patienten mehr an die Beatmung gebracht.

Frage: Was machen Sie bei Patienten, die ein Kaposisarkom haben?

Antwort: Hierbei haben wir bisher noch keine Steroide eingesetzt, denn das sind Endstadien.

Frage: Ein Patient mit einem kutanen Kaposisarkom, der jetzt eine PcP entwickelt?

Antwort: Würde ich probieren ...

Kommentar: Generell möchte ich eines sagen: Es ist so, daß wir auch keine zusätzlichen opportunistischen Infektionen, speziell CMV unter Steroiden gesehen haben. Mit den Kaposi-Sarkomen haben wir überhaupt kein Problem gehabt und Steroide sind meines Erachtens, wenn es zu einer Stauung in der Lunge kommt etc., neben angewandten Therapien das einzige, was den Leuten das Atmen noch einmal erlaubt. Unter diesen Umständen kann man Steroide ohne weiteres bei Kaposi-Sarkomen geben.

Frage: Haben Sie in der „schweren" Gruppe oder in der „leichten Gruppe" unterschiedliche Zahlen an Patienten, die bereits in der Vorphase Azidothymidin (AZT) erhalten haben?

Antwort: Es sind praktisch keine darin, die AZT erhalten haben. Die werden jetzt auf uns zukommen, das ist ein ganz neues Kollektiv.

Kommentar: Auch in Köln haben wir bis jetzt keine Infektionszunahme unter der Cortisongabe gesehen, weder mykologische noch virale Infektionen, auch nicht bei Thrombopenikern, die wir Langzeit-behandelt haben mit sehr hohen Dosen, erstaunlicherweise! Allerdings sehr erstaunlich an Ihren Daten fand ich die Angabe, daß Sie bei mehr als 20 % der Patienten eine Zytomegalie des Auges oder des Gastrointestinaltraktes gesehen haben. Diese Beobachtung können wir bei unseren Patienten nicht nachvollziehen. Meine Frage: Erstens: in welchem zeitlichen Zusammenhang waren diese Zytomegalieinfektionen aufgetreten und zweitens: haben diese Patienten ein klinisch faßbares Zytome-galiekrankheitsbild?

Antwort: Wir haben über 170 symptomatische Aids-Patienten endoskopiert und finden in 30 % Läsionen, bei denen CMV nachgewiesen wurde. Nachweisme-thode histologisch, durch In-Situ-Hybridisierung oder monoklonale Antikörper oder durch Anzucht im Robert-Koch-Institut. Es gibt keinen Zweifel, daß dies gesicherte Zytomegalieinfektionen des Darms mit Läsion sind. Desweiteren werden alle Patienten zum Augenarzt geschickt, und ich denke, diesen entgeht sehr wenig an Zytomegalieretinitiden.

Prophylaxe der
Pneumocystis carinii Pneumonie bei Aids-Patienten

E. B. Helm

Einführung

Da 10–15% aller HIV-infizierten Patienten, die an einer Pneumocystis carinii Pneumonie (PcP) erkranken, an der ersten Episode dieser opportunistischen Infektion auch heute noch versterben und ein großer Teil der erfolgreich Behandelten einen Rückfall der Pneumonie erleiden wird, an der wiederum ein Teil der Patienten verstirbt, stellte die wirksame Prophylaxe der PcP einen echten medizinischen Fortschritt dar.

Man unterscheidet zwischen einer *Primär*prophylaxe, die vor Auftreten der ersten PcP bei Patienten mit ausgeprägtem Immundefekt (z.B. CD_4-positive Zellen < 250) zum Einsatz kommt, und einer *Sekundär*prophylaxe, die nach erfolgreich überstandener erster Episode der PcP angewendet wird.

Da der Erreger Pneumocystis carinii nicht auf Nährböden angezüchtet werden kann, ist man bei der Erprobung von Medikamenten auf Tiermodelle wie das der mit Kortikosteroid behandelten Ratte angewiesen. Mit diesem Tiermodell, das 1973 erstmals von Hughes et al. vorgestellt wurde, wurden zuvor die Substanzen, die heute zur Behandlung sowie zur Prophylaxe der PcP empfohlen werden, geprüft (Hughes et al. 1974; Hughes u. Smith 1983; Hughes 1988). In ihrer Arbeit „Pentamidinaerosol in der Prophylaxe und Therapie von Pneumocystis carinii Pneumonie bei Aids-Patienten" gehen Lode et al. 1989 (in diesem Buch S. 94) ausführlich auf die Pentamidininhalationstherapie als PcP-Prophylaxe ein. Deshalb beschränkt sich der vorliegende Beitrag nur auf folgende Medikamente und ihre Dosierung:

- 320 mg Trimethoprim + 800 mg Sulfamethoxazol/Tag
- 25 mg Pyrimethamin + 500 mg Sulfadoxin/Woche
- 4mal 25 mg Dapsone/Tag
- Pentamidinisethionat

Cotrimoxazol (Trimethoprim-Sulfamethoxazol, TMP-SMX)

Cotrimoxazol (Trimethoprim-Sulfamethoxazol, TMP-SMX) wurde als erstes Medikament zur Prophylaxe der Pneumocystis carinii Pneumonie in Studien

Tabelle 1. Pneumocystis carinii Pneumonie-Prophylaxe mit Trimethoprim-Sulfamethoxazol (TMP-SMX) bei Kindern mit hämatologischen/onkologischen Grundleiden Trimethoprim/Sulfamethoxazol (TMP-SMX)

Studie	Patienten n	Dosis m^2 Körperoberfläche	Beobachtungsdauer (Monate)	Patienten mit PcP n	Nebenwirkungen
Hughes, W.T. et al. (1977)	80	150 mg TMP + 750 mg SMX/Tag	24	0	Orale Candidiasis
Hughes W.T. et al. (1977)	80	Keine	24	17	Keine
Hughes W.T. et al. (1987)	92	150 mg TMP + 750 mg SMX/Tag	11	0	10mal system. Mykose
Hughes, W.T. et al. (1987)	74	150 mg PMP + 750 mg SMX 3 Tage/Woche	12	0	1mal system. Mykose

erprobt. 1977 wurde von Hughes et al. bei Patienten mit onkologisch-hämatologischen Grundleiden eine PcP-Prophylaxe mit Cotrimoxazol durchgeführt. Das Ergebnis war ermutigend. Keines von 80 mit dieser Prophylaxe behandelten Kinder erkrankte an einer PcP, während es in der Kontrollgruppe, die kein Medikamente erhielt, 17 waren (Tabelle 1).

Aus einer 2. Studie von Hughes et al. 1987 geht hervor, daß auch eine um die Hälfte reduzierte Cotrimoxazoldosis als PcP-Prophylaxe ausreicht.

Die Wirksamkeit von Cotrimoxazol als Primärprophylaxe bei fortgeschrittenem Immundefekt im Rahmen der HIV-Infektion geht aus einer Studie von Fischl et al. 1988 hervor (Tabelle 2). In der Gruppe von 30 Patienten, die mit 320 mg TMP + 1,6 g SMX behandelt wurde, erkrankte in der Beobachtungszeit bis zu 2 Jahren kein Patient an einer PcP. Dagegen trat diese Infektion bei 16 von 30 unbehandel-

Tabelle 2. Pneumocystis carinii Pneumonie Prophylaxe mit Trimethoprin-Sulfamethoxazol (TMP-SMX) bei Patienten mit Kaposi-Sarkom ohne vorherige opportunistische Infektion, aber mit deutlichem Immundefekt (CD4 +-Zellen < 200)

Studie	Patienten n	Dosis	Beobachtungsdauer (Monate)	Patienten mit PcP	Nebenwirkungen
Fischl, M. (1988)	30	320 mg TMP + 1,6 g SMX/Tag	24	0	Bei 15 Patienten Erythodermie, in 5 Fällen mußte abgesetzt werden
Fischl. M. (1988)	30	0	24	16	–

ten Patienten auf. Aus der Arbeit geht auch hervor, daß die Überlebensrate der 30 prophylaktisch behandelten Patienten deutlich günstiger als in der unbehandelten Kontrollgruppe war.

Außer den beiden Studien von Hughes et al. 1977 und 1987 sowie Fischl et al. 1988 sind kontrollierte Studien zur Prophylaxe der Pneumocystis carinii Pneumonie mit Cotrimoxazol nicht durchgeführt worden.

Die wichtigsten Nebenwirkungen in den Studien von Hughes et al. 1977 und 1987 waren Candidainfektionen. In der Studie von Fischl et al. werden Hauterscheinungen wie Erythrodermie, Fieber und in einigen Fällen eine Leukopenie beobachtet. Wegen der Schwere dieser Nebenwirkungen mußte bei 5 von 30 Patienten die Prophylaxe abgesetzt werden.

Pyrimethamin-Sulfadoxin, PM-SD, (Handelsname: Fansidar)

Pyrimethamin-Sulfadoxin, PM-SD (Handelsname: Fansidar) wurde in der Dosierung von wöchentlich 1 Tablette von mehreren Autoren als Prophylaxe der PcP eingesetzt. Nach Gottlieb et al. 1984 (Tabelle 3) genügte bei 12 Patienten 1 Tablette PM-SD/Woche, um ein Rezidiv der zuvor erfolgreich behandelten Pneumocystis carinii Pneumonie bei Patienten mit fortgeschrittener HIV-Infektion zu vermeiden. In 3 Fällen mußte die Therapie allerdings wegen Hautkomplikationen vorzeitig abgebrochen werden.

Im Gegensatz zu Gottlieb et al. 1984 kommen Fischl u. Dickinson 1986 zu einer ganz anderen Bewertung der Effektivität als Prophylaxe von PM-SD. Als Primärprophylaxe versagte dieses Medikament bei 7 von 30 Patienten mit einem Kaposi-Sarkom. Bei 10 Patienten traten außerdem Nebenwirkungen wie Abgeschlagenheit, Übelkeit und Erythrodermien auf, die in 5 Fällen zu einem Abbruch der PM-SD-Prophylaxe führten. Diese unterschiedlichen Ergebnisse zeigen deutlich, daß zur Wertbemessung der prophylaktischen Wirkung von PM-SD dringend kontrollierte Studien notwendig wären.

Tabelle 3. Pneumocystis carinii Pneumonie Prophylaxe mt Pyrimethamin-Sulfadoxin (PM-SD) bei gefährdeten (CD4+-Zellen < 200) Aids-Patienten

	Gottlieb, M. S. et al. (1984)	Fischl, M. et al. (1986)
Patienten (n)	12	30
Primärprophylaxe	0	30
Sekundärprophylaxe	12	0
Dosierung	25 mg + 500 mg SD/Woche	25 mg PM + 500 mg SD/Woche
Initiale Dosierung	25 mg PM + 500 mg SD/Woche	25 mg PM + 500 mg SD/Woche
Beobachtungszeit	7–12 Monate	4 Monate
Rezidive	0	7
System. Nebenwirkungen	Keine	Fieber, Anämie
Lokale Nebenwirkungen	Hautrötung (3 Pat. abgesetzt)	Hautrötung Stevens-Johnson-Syndrom
Beurteilung	Gut	Schlecht

Tabelle 4. Pneumocystis carinii Pneumonie Prophylaxe mit Dapsone bei gefährdeten Aids-Patienten (CD4+-Zellen < 250)

Studie	Patienten n	Dosis	Beobachtungs-dauer (Monate)	Patienten mit PcP	Nebenwirkungen
Metorka, C. E. (1988)	221	4mal 25 mg/Tag	16	2	Methämoglobinämie, transfusions-bedürftige Anämie, Übelkeit, Hautausschlag
Metorka, C. E. (1988)	26	0	16	19	

Dapsone

Im Tierversuch (Hughes 1988) hat sich Dapsone als Prophylaxe der PcP als wirksam erwiesen. Über die Anwendung dieser Substanz bei HIV-infizierten Patienten mit fortgeschrittenem Immundefekt wurde von Metroka et al. 1988 berichtet (Tabelle 4). Nur 2 von 221 Patienten erkrankten unter der Prophylaxe mit 2mal 25 mg Dapsone an einer Pneumocystis carinii Pneumonie gegenüber 19 von 26 Patienten, die nicht vorsorglich mit dieser Substanz behandelt wurden. Unter den Nebenwirkungen war v. a. die Methämoglobinämie von Bedeutung; 41 Patienten mußten ein- oder mehrmals transfundiert werden. Außerdem wurden noch Übelkeit und Hauterythme beobachtet.

Nebenwirkungen

In der folgenden Übersicht sind die Nebenwirkungen der 3 hier besprochenen Medikamente zusammenfassend dargestellt.

> - Cotrimoxazol: Hautrötung, Hautjucken, Fieber, Leukopenie, Thrombopenie, Transminasenanstieg, Übelkeit, Appetitlosigkeit
> - Pyrimethamin-Sulfadoxin: Stevens-Johnson-Syndrom, Lyell-Syndrom, Erythrodermie, Fieber, Anämie, Thrombopenie, Leukopenie
> - Dapsone: Methämoglobinämie, Anämie, Übelkeit, Hautjucken

Selbst Hautrötung und Juckreiz, wie sie nach eigener Erfahrung bei einer 3wöchigen Behandlung der PcP mit Cotrimoxazol von Patienten toleriert werden, werden bei langfristig verabreichter Prophylaxe sicherlich für die Betroffenen sehr quälend sein. Eine schwerwiegende, wenn auch seltene Komplikation ist das Stevens-Johnson-Syndrom, von dem Navin et al. 1985 unter der Prophylaxe mit Pyrimethamin-Sulfadoxin bei Aids-Patienten berichtet hatten. Die bekannteste und schwerwiegendste Komplikation dieser Kombination ist das Lyell-Syndrom. Bedenklich sind auch die Blutbildveränderungen, die bei allen 3 Substanzen beobachtet werden können. Da viele Patienten mit fortgeschrittenem Immundefekt im Rahmen der HIV-Infektion derzeit mit Azidothymidin (AZT, neuer Name Zidovudin) behandelt werden, einer Substanz, die ebenfalls beträchtliche Nebenwirkungen auf die Blutbildung haben kann, ist eine Dauerbehandlung, wie es die PcP-Prophylaxe letztlich darstellt, mit Cotrimoxazol, Pyrimethamin-Sulfadoxin und Dapsone problematisch.

Zusammenfassung

Eine PcP-Prophylaxe ist bei Patienten mit fortgeschrittenem Immundefekt sicherlich sehr wichtig. Im Tierversuch hat sich gezeigt, daß die 3 Medikamente Cotrimoxazol, Pyrimethamin-Sulfadoxin und Dapsone als Prophylaxe der PcP wirksam sind. Die Effektivität als PcP-Prophylaxe bei HIV-infizierten Patienten ist aber nur von Cotrimoxazol durch Studien belegt. Da alle Medikamente eine Reihe von Nebenwirkungen haben, ist ihre Anwendung über eine länger Zeit, zumal wenn Patienten noch andere Medikamente wir AZT nehmen müssen, problematisch. Angesichts der Tatsache, daß mit Pentamidinisethionat eine Substanz zur Prophylaxe der PcP zur Verfügung steht (s. Beitrag Lode und Beitrag Staszewski in diesem Buch), bei der, da sie nur lokal angewendet wird, nicht mit Blutbildveränderungen gerechnet werden muß, ist heute die Durchführung von Studien zur Effektivität der obenerwähnten Medikamente problematisch.

Literatur

Fischl MA, Dickinson GM (1986) Fansidar prophylaxis of pneumocystis pneumonia in the acquired immunodeficiency syndrome. Am Intern Med 105: 629

Fischl MA, Dickinson GM, La Voie L (1988) Safety and efficacy of Sulfamethoxazol and Trimethoprim chemoprophylaxis for pneumocystis carinii pneumonia in Aids. *Jama* 259: 1185–1189

Gottlieb MS, Knight S, Mitsuyasu R, Weissmann J, Roth M, Young LS (1984) Prophylaxis of pneumocystis carinii infection in Aids with Pyrimethamine-Sulfadoxine. Lancet 2: 398–399

Hughes WT (1988) Comparison of dosages, intervals and drugs in the prevention of pneumocystis carinii pneumonia Antimicrob Agents Chemother 32/5: 623–625

Hughes WT, Smith BL (1983) Intermittent chemoprophylaxis for pneumocystis carinii pneumonia Antimicrob Agents Chemother 24: 300–301

Hughes WT, Kim HY, Price RA, Miller C (1973) Attempts at prophylaxis for musine pneumocystis carinii pneumonia. Curr Ther Res 15: 581–587

Hughes WT, McNobb PC, Mares TD, Feldmann S (1974) Efficacy of Trimethoprim and Sulfamethoxazol in the prevention and treatment of pneumocystis carinii pneumonia. J Infect Dis 128: 607–611

Hughes WT, Kuhn S, Chandharg S et al. (1977) Successful chemoprophylaxis for pneumocystis carinii pneumonia. N Eng J Med 297: 1419–1426

Hughes WT, Rivera GK, Schell MJ, Thornton D, Lott L (1987) Successful intermittent chemoprophylaxis for pneumocystis carinii pneumonia. N Eng J Med 316: 1627–1632

Metroka CE, Braun A, Josefberg H, Jacobus D (1988) Successful chemoprophylaxis for pneumocystis carinii pneumonia (Abstr Nr. 7157, Internationaler Aids-Kongress Stockholm)

Navin TR, Miller KG, Sationale RF, Lobel HO (1985) Adverse reactions associated with Pyrimethamine-Sulfadoxine prophylaxis for pneumocystis carinii pneumonia in Aids Lancet 1 (8441) 1332/June 7/IMD = 8509

Auszug aus der Diskussion:

Frage: In den Studien mit Fansidar wird behauptet, daß man damit nicht nur eine PcP-Prophylaxe, sondern auch evtl. eine Toxoplasmose-Prophylaxe betreibt. Sind dazu in diesen Studien noch Hinweise gegeben?

Antwort: Nein, ich habe keine Hinweise auf die Häufigkeit der Toxoplasmose in diesen Studien gefunden.

Frage: Haben Sie eine Erklärung für die unterschiedliche Verträglichkeit zwischen nordamerikanischen Patienten und unseren deutschen Patienten?

Antwort: Wir müssen sagen, daß wir eine sehr hohe Nebenwirkungsrate haben, was die Haut angeht. Das hängt von der Toleranz der Patienten ab. Im übrigen denke ich, daß wir praktisch überhaupt keine andere Substanz in der ersten Zeit zur Verfügung hatten, die mit einer vergleichbaren Toxizität einherging, und daß wir eben eine Begleitmedikation zur Unterdrückung der unerwünschten Symptome angewandt haben.

Frage: Ich möchte ergänzen, daß ich bei meinen Literaturrecherchen immer wieder auf die Problematik gestoßen bin, daß nicht klar genug differenziert wird: Handelt es sich um eine Primärprophylaxe oder eine Rezidivprophylaxe? Und bei welcher klinischen oder immunologischen Ausgangslage wurde mit der Prophylaxe begonnen? Wenn ich bei einem Patienten mit 350 T4-Zellen eine Prophylaxe ansetze und ihn zwei Jahre oder ein Jahr beobachte, kann es gut sein, daß er keine PcP bekommt, weil er in dieser Zeit ohnehin keine bekommen würde. Und das ist die Kritik an den meisten bisher veröffentlichten Arbeiten.

Antwort: Aus diesen Studien geht eigentlich fast in allen Fällen, wenn man sie sehr gründlich liest hervor, daß die CD4-Zellzahl kleiner als 250 war; die anderen habe ich nicht berücksichtigt.

Antwort: In der Mehrzahl, ich würde sagen in 70 bis 80 % (zumindest wenn ich die Pentamidin-Prophylaxe jetzt mal heranziehen darf) war es Sekundär-Prophylaxe, und bei der Primärprophylaxe liegt, wie das *NIH* heute sagt, bei 250 T4-Zellen die Grenze, wo man mit der Primär-Prophylaxe anfängt. Sie wissen, daß zur Primär-Prophylaxe in den USA zur Zeit große Studien laufen, und ich würde meinen, wir sollten diese Studienergebnisse abwarten, bevor wir die Primärprophylaxe generell empfehlen.

Frage: Ein wirksames Medikament haben Sie nicht erwähnt, das AZT; es ist ja auch wirksam zur Prophylaxe der Pneumocystis-Pneumonie. Die Mitteilung von Fischel darüber ist zumindest die, daß man von 40 % Rezidiven im ersten halben Jahr jetzt unter AZT auf unter 20 % gekommen ist.

Antwort: AZT ist sicher keine Prophylaxe! die Fischel-Studie bezieht sich nur auf 24 Wochen und der Effekt ist vielleicht ein Delay um drei, vier, fünf Wochen, mehr nicht. Es ist keine Prophylaxe im Sinne einer antiparasitären Prophylaxe, sondern hier wird versucht, am Grundstatus etwas zu ändern. Insofern haben Sie ein „generelles" Therapeutikum, das die Situation der Patienten verbessert. Wir werden noch zu analysieren haben, inwieweit dadurch wirklich ein Herausschieben der PcP stattfindet.

Frage: Wie stellen wir uns zum Leukovorin, zum Trimetrexat. Wie ist es im Hinblick auf hämatotoxische Nebenwirkungen?

Antwort: Zum Leukovorin glaube ich, daß man es nur dann zu geben braucht, wenn wirklich Leukopenien auftreten oder Thrombocytopenien. Ich sage das deswegen, weil die Patienten ja wegen mehrerer Indikationen viele Medikamente nehmen müssen und daher sollte man den Medikamentenverbrauch einschränken. Wir geben Leukovorin nur dann, wenn wir sehen, daß eine kritische Untergrenze der Thrombocyten oder Leukocyten erreicht wird.

Pharmakologie von Pentamidin

H.-F. Vöhringer, K. Arasteh, M. Hornscheidt, M. L'age

Einleitung

Pentamidin ist eine aromatische Diamidinoverbindung, die in den 30er Jahren erstmalig innerhalb einer Reihe von Diamidinoverbindungen synthetisiert (Stilbamidin, Propamidin, Pentamidin) und in den 40er Jahren erfolgreich in der Behandlung der afrikanischen Schlafkrankheit (Trypanosoma rhodiense und gambiense) sowie der Leishmaniose eingesetzt wurde (Schoenbach u. Greenspan 1948). Das antiparasitäre pharmakologische Spektrum der Substanz wurde in den 60er Jahren um die nach neueren Untersuchungen möglicherweise zu den Pilzen zu zählende Pneumocystis carinii erweitert, die bei ätiologisch völlig unterschiedlich immunsupprimierten Patienten eine diffuse interstitielle Pneumonie hervorgerufen hatten (Ivady et al. 1963). Trotz bekannter klinischer Toxizität hat diese antiprotozoale Eigenschaft dem Pentamidin seit Bekanntwerden der Aids-Krankheit einen bedeutenden Stellenwert in der Therapie der Pneumocystis carinii Pneumonie eingeräumt. Im folgenden soll daher versucht werden, die Pharmakologie dieser Substanz vor dem Hintergrund der neueren Erkenntnisse über eine Inhalationstherapie im Vergleich mit der i. v.-Applikation aufzuzeigen. Hierbei wird ausschließlich das Isethionatsalz von Pentamidin Berücksichtigung finden – eine zweite pharmazeutische Zubereitung, das Methansulfonat von Pentamidin (Lomidine) scheint toxischer zu sein und ist inzwischen aus dem Handel genommen worden.

Wirkung

Der genaue Wirkungsmechanismus von Pentamidin gegenüber Pneumocystis carinii ist nicht bekannt. Neben einer Hemmung der Dihydrofolatreduktase (Robbins 1967) und/oder einem veränderten Glukosemetabolismus (Pesanti u. Cox 1981) wird Pentamidin in erster Linie eine Interferenz mit der oxydativen Phosphorylierung und Synthese von Nukleinsäuren im parasitären Organismus (Makulu u. Waalkes 1975) sowie eine Hemmung der ribosomalen Funktion (Wallis 1966) und RNA-Polymerase (Waring 1965) zugeschrieben. Die Beeinflussung multipler Stoffwechselreaktionen auf zellulärer Ebene durch Pentamidin erklärt die große Variabilität der minimalen Hemmkonzentrationen von 0,1 bis 1,0 µg/ml, die mit verschiedenen In-vitro-Modellen bei Wirkungsanalysen gefunden wurden (Cushion et al. 1985)

74

Unerwünschte Wirkungen

Die Mannigfaltigkeit der molekularbiologischen Reaktionen erklärt aber auch den hohen Anteil von unerwünschten Wirkungen, die in der Klinik mit der Substanz gefunden wurden. In retro- sowie prospektiv durchgeführten Studien haben ca. 50 % der Patienten, die mit Pentamidin i.m. oder i.v. behandelt wurden, eine oder mehrere, teilweise schwere Nebenwirkungen gezeigt, die bei wiederum nahezu 50 % der Patienten zum Therapieabbruch führten (Tabelle 1; Literatur bei Salamone u. Cunha 1988; Sattler et al. 1988). Während das Risiko einer Hypotension durch eine intravenöse Infusionsdauer von mindestens 1 h minimiert werden kann und schwere Neutropenien im Sinne einer Agranulozytose sowie schwere Thrombozytopenien mit einer Thrombozytenzahl unter 25000/µl wohl nicht befürchtet werden müssen (Sattler et al. 1988), ist die Wirkung von Pentamidin auf den Glukosestoffwechsel sowie die nephrotoxische Komponente nach parenteraler Applikation zwar in den meisten Fällen mild, aber nicht immer absehbar.

Tabelle 1. Unerwünschte Wirkungen von Pentamidin (Mod. nach Salamone u. Cunha 1988)

Nebenwirkung	Inzidenz [%]	
	i.m./i.v.	Inhalation
Nephrotoxizität	23–25	–
Neutropenie	14–15	–
Leberenzymanstieg	9–11	–
Hypotension	9–10	–
Schmerz oder steriler Abszeß nach i.m.-Punktion	6–75	–
Hypoglykämie	6–40	–
Hyperglykämie/Diabetes mellitus	4– 5	–
Thrombozytopenie	4	–
Anämie	4	–
Hypokalziämie	1– 2	–
Hautausschlag/Thrombophlebitis	1– 2	–
Bronchospasmus/Husten	–	15
Bitter-metallener Geschmack	–	?

Entsprechend den epidemiologischen Daten beträgt die Inzidenz einer Hypoglykämie durch Pentamidin 6–40 % und einer Hyperglykämie bzw. eines insulinpflichtigen Diabetes mellitus 4–5 %. Beide Symptome sind wahrscheinlich Ausdruck einer biphasischen Reaktion: Einer ersten hypoglykämischen Phase, die jeweils durch Glukose oder Glukagon korrigiert werden kann, folgt Wochen später ein Diabetes mellitus, der oft insulinpflichtig ist (Bouchard et al. 1982; Osei et al. 1984). Aufgrund von In-vitro-Untersuchungen wird vermutet, daß Pentamidin zunächst eine zytolytische Freisetzung von Insulin und später eine Destruktion von β-Zellen mit nachfolgendem Insulinmangel bewirkt (Bouchard et al. 1982). Nach Belehu und Naafs (1982) scheint Pentamidinmesylat diabetogener zu sein als Pentamidinisethionat; ersteres enthält in seiner galenischen Zubereitung N-Methylacetamid als Lösungsvermittler. Der diabetogene Effekt scheint außerdem dosisabhängig zu sein – eine Vermutung, die auf eine kumulative Disposition der Substanz im Organismus hinweist.

Die unerwünschte nephrotoxische Wirkung von Pentamidin wird als mild und reversibel beschrieben (Pearson u. Hewlett 1985). Konzentrationserhöhungen von Kreatinin und Harnstoff im Serum werden sowohl bei niereninsuffizienten als auch bei nierengesunden Patienten beobachtet. In der prospektiven Untersuchung von Sattler et al. (1988) wurde bei 21 von 33 Patienten (64%) ein Anstieg des Kreatinins von im Mittel 1,6 mg% innerhalb der Behandlungsdauer von 17–21 Tagen gemessen. Möglicherweise ist auch dieser Effekt dosisabhängig – bei 24% der Patienten wurde die Pentamidindosis um 30–50% reduziert, wenn die Kreatininkonzentration um mehr als 1 mg% angestiegen war. Die pathogenetische Grundlage der Nephrotoxizität ist spekulativ; nach In-vitro-Untersuchungen mit Nierengewebeextrakten von Maus, Ratte und Mensch bildet Pentamidin möglicherweise einen unlöslichen Komplex mit Polynukleotiden in der Zelle, der zum einen den energiereichen Phosphatspeicher (ATP) entleert und zum anderen die glomeruläre Filtration einschränkt (Makulu u. Waalkes 1975).

Pharmakokinetik

Erwünschte und unerwünschte Wirkungen eines Pharmakons werden in erster Linie von dessen Konzentration im Blut und Gewebe bestimmt. Die Kenntnis der Pharmakokinetik von Pentamidin bei Menschen ist jedoch trotz nahezu 50jähriger klinischer Anwendung lückenhaft. Bislang publizierte Daten sind mit einer großen Variabilität behaftet. Eine Ursache dieser Variabilität liegt auch in den verschiedenen Empfindlichkeiten der verwendeten Nachweismethoden wie Agar-Diffusionsbioassay, Spectrophotometrie sowie – seit 1985 – Hochdruckflüssigkeitschromatographie.

Im Tierversuch (Maus, Ratte) kann Pentamidin nach parenteraler Injektion bis zu 25 Tage in Niere, Leber und anderen Organen nachgewiesen werden. Der Konzentrationsabfall erfolgt biphasisch, die Freisetzungsgeschwindigkeit ist zumindest für Leber und Niere in der gleichen Größenordnung (Launoy et al. 1960; Waalkes u. Makulu 1976). Das Hauptausscheidungsorgan ist die Niere, das Verhältnis von renaler zu faekaler Elimination beträgt ca. 4:1. Drei weitere tierexperimentelle Befunde erscheinen wesentlich:
1. Speicherung von Pentamidin im peripheren Gewebe,
2. verzögerte Freisetzung aus diesem Gewebe mit einer Eliminationshalbwertszeit von mindestens fünf Tagen,
3. fehlende Metabolisierung der Substanz.

Diese Befunde gewinnen im Vergleich zu den beim Menschen gefundenen Daten eine gewisse Bedeutung. Mit einer HPLC-Methode haben Conte et al. (1986, 1987a) nach einer i. v.-Infusion und i. m.-Injektion von 4 mg/kg Körpergewicht maximale Pentamidinkonzentrationen im Plasma von im Mittel 209–612 ng/ml gemessen. Aus dem über 24 h beobachteten Konzentrationsverlauf wurden in einem offenen 2-Kompartmentmodell folgende pharmakokinetische Parameter berechnet: Ein Verteilungsvolumen von 300–3800 l, eine Eliminationshalbwertszeit von nur 5–11 h und eine Plasmaclearance von 160–knapp 400 l/h. Aufgrund der im Urin gefundenen Pentamidinmengen betrug die renale Clearance der Substanz maximal 10–30 l/h, dementsprechend die tägliche Ausscheidungsmenge im Mittel 2,5–4 % der applizierten Dosis. Eine Elimination von Pentamidin über den Stuhl ist unbekannt bzw. nicht untersucht worden.

Diese bislang umfassendste pharmakokinetische Darstellung läßt mehrere Fragen offen. Bei einem Verteilungsvolumen von bis zu 4000 l und einer täglichen Pentamidinausscheidung im Urin von nur 2,5–4 % der applizierten Dosis kann die angegebene Plasmahalbwertszeit von im Mittel 7 h nicht die eigentliche Eliminationshalbwertszeit repräsentieren. Diese Zeitangabe erscheint daher irrelevant, möglicherweise auch aufgrund einer Meßperiode von nur 24 h. Zwei Befunde unterstützen diese Interpretation:

1. Nach einer 14tägigen Therapie (4 mg/kg i. v.) haben Bernard et al. (1985) aus den täglichen Pentamidinmengen im Urin pro Gramm Kreatinin bei 2 Patienten eine Halbwertszeit von 5 und 9 Tagen berechnet. Die Pentamidinmenge im Urin betrug in 15 Tagen nur 6 % der gesamten Dosis.
2. Unter der Annahme einer linearen Pharmakokinetik dürfte bei einer Substanz mit einer Halbwertszeit von unter 10 h keine wesentliche Kumulation zu erwarten sein.

Tatsächlich haben aber Bernard et al. (1985) in Autopsiegewebeproben eine zunehmende Pentamidinkonzentration in Relation zur Dauer der vorherigen Therapie festgestellt. Dementsprechend fand sich bei Conte et al. (1987a) eine signifikante Korrelation zwischen der Anzahl der verabfolgten Dosen und der Halbwertszeit (allerdings überwiegend bei niereninsuffizienten Patienten).

Die bisherige Kenntnis der Pharmakokinetik von Pentamidin beim Menschen kann demnach folgendermaßen zusammengefaßt werden: Nach i. v.- oder i. m.-Applikation wird die Substanz innerhalb von Stunden aus dem Serum in periphere Kompartimente verteilt. Das scheinbare Verteilungsvolumen ist enorm hoch, und die im wesentlichen renale Elimination erfolgt über Wochen mit einer Halbwertszeit, die bislang nicht genau bekannt ist (mindestens eine Woche, wahrscheinlich wesentlich länger). Inwieweit aus den Gewebskonzentrationsuntersuchungen von Bernard et al. (1985) auf eine nichtlineare Eliminationskinetik von Pentamidin geschlossen werden kann, muß offenbleiben. Unter einer solchen Annahme müßten die Steady-state-Konzentrationen von Pentamidin im Plasma mit zunehmender Applikationsdauer ansteigen. Dies scheint entsprechend den Konzentrationsverläufen in Abb. 1 nicht der Fall zu sein. Bei 3 Patienten, die wegen einer Trimethoprim-Sulatmethoxazol-resistenten Pneumocystis carinii Pneumonie (PcP) mit täglich 300 mg Pentamidin i. v. (Infusion über 1 h) behandelt wurden, bewegten sich die mittels HPLC gewonnenen Pentamidinkonzentrationen im Plasma im Steady state zwischen 20 und 80 ng/ml. Die anfänglich extrem hohen Pentamidinkonzentrationen des Patienten A sind möglicherweise auf eine deutlich erniedrigte Albuminkonzentration im Serum zu diesem Zeitpunkt zurückzuführen. Aufgrund dieses Dosiskonzentrationsbereichs beträgt das Verteilungsvolumen im Steady state im Mittel 6000 l oder 80 l/kg Körpergewicht. Eine fehlende

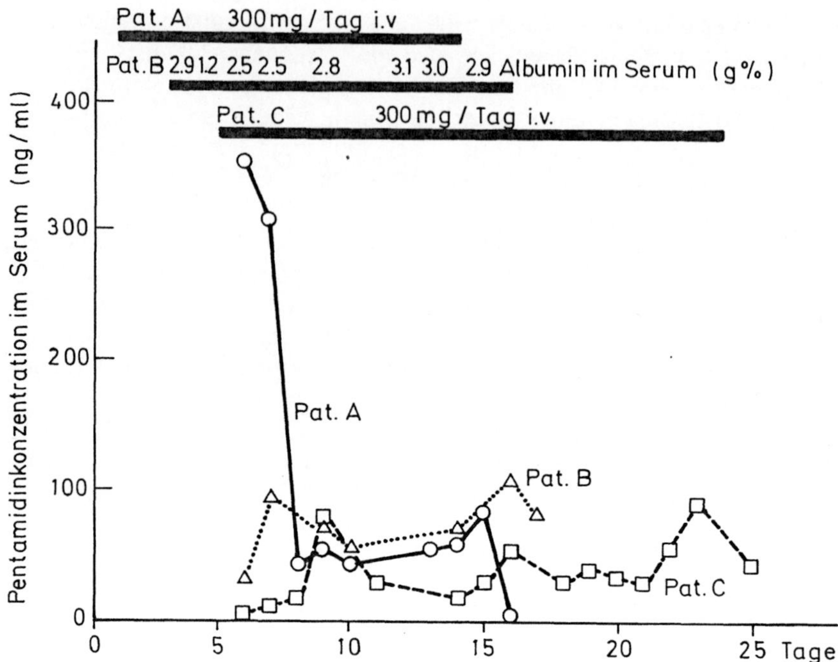

Abb. 1. Plasmakonzentrationen von Pentamidin nach intravenöser Infusion (1 h) von 300 mg/ Tag (n = 3)

Tendenz zu ansteigenden Plasmakonzentrationen in Abhängigkeit von der Häufigkeit der applizierten Dosis ist auch von Waalkes et al. (1970) beobachtet worden. Festzuhalten bleibt, daß Pentamidin beim Menschen, wie im Tierversuch belegt, in peripheren Kompartimenten zu kumulieren scheint, wobei die Lunge wesentlich weniger Pentamidin/g Gewebe aufweist als Leber, Milz, Niere oder Nebenniere.

Pentamidin-Aerosol

Zwischen der Plasmakonzentration und der klinischen Wirksamkeit sowie der Häufigkeit und dem Ausmaß unerwünschter Wirkungen besteht nach Sands et al. (1985) keine Beziehung. Der Erfolg einer Pentamidintherapie wird demnach in erster Linie von der Wirkstoffkonzentration im Gewebe bestimmt. Da Pneumocystis carinii hauptsächlich in den Alveoli der Lunge konzentriert ist, erscheint eine Aerosoltherapie mit Pentamidin naheliegend und, wie die ersten klinischen Untersuchungen belegen, überzeugend. Im Tierversuch (Ratte) sind in der Lunge nach einer Aerosoltherapie 2- bis 100fach höhere Pentamidinkonzentrationen gemessen worden als in Leber und Niere, gegenüber der systemischen Zirkulation betrug der Faktor 10^4 (Debs et al. 1987). Bei vergleichbarer Dosis wurden allerdings nach intravenöser Gabe 2- bis 7fach höhere Pentamidinkonzentrationen in der Lunge gefunden als nach inhalierter Applikation. Die gemessenen Pharmakonkonzentrationen in der Lunge nach Aerosolanwendung waren schließlich deutlich geringer, wenn die Tiere über 6 Wochen mit Dexamethason vorbehandelt waren, als nach einem 5wöchigen Zyklus. Fazit: Der Erfolg einer Aerosoltherapie scheint von der Schwere der zugrundeliegenden Lungenerkrankung abhängig zu sein. Da in morphologisch bereits deutlich veränderten Arealen die Aufnahme von Pharmaka über die oberen Luftwege stark beeinträchtigt ist (Jakob u. Green 1973), wird bei schwerer erkrankten Patienten die Aerosolanwendung möglicherweise keine klinische Bedeutung haben.

Die bislang beim Menschen gefundenen Pentamidinkonzentrationen nach einer Inhalationstherapie bestätigen im Prinzip die tierexperimentell gewonnenen Daten. Nach einer inhalierten Dosis von 210–280 mg (Ultravent-Vernebler, Mallinckrodt) haben Conte et al. (1987 b) bei 13 Patienten maximale Pentamidinkonzentrationen im Plasma von 2,5–80 ng/ml über einen Zeitraum von 14 Tagen gemessen. Die Konzentrationen waren 3- bis 100fach niedriger als bei einem mit vergleichbarer Dosis intravenös behandelten Kollektiv. Beide therapeutischen Systeme werden als gleich wirksam beschrieben, 3 Patienten in der Inhalationsgruppe hatten jedoch einen früheren Rückfall als erwartet und jeweils 2 Patienten in jeder Gruppe die gleichzeitig Zidovudine erhielten, zeigten manifeste Nebenwirkungen wie Neutropenie und Leberenzymanstieg.

Die quantitative Aufnahme des aerosolierten Pentamidins ins Lungengewebe ist bislang unbekannt. Konzentrationsmessungen in der durch bronchoalveoläre Lavage gewonnenen Flüssigkeit haben bei per inhalationem behandelten Patienten einen 3- bis 4fach höheren Spiegel ergeben als bei einem i. v.-therapierten Kollektiv (Conte et al. 1987 b). Im Sediment von Lavageflüssigkeiten wurden 18–24 h nach einer Inhalationstherapie 10- bis 100fach höhere Substanzkonzentrationen gemessen als nach einer intravenösen Dosis, wobei die mittlere Konzentration im Überstand nach Aerosolgabe noch doppelt so hoch war wie im Sediment nach intravenöser Verabfolgung (Montgomery et al. 1988). Da das Sediment der Lavageflüssigkeit in erster Linie alveoläre Makrophagen repräsentiert (Wallace et al. 1984), kann von einer wirkungsvollen Aufnahme des Pharmakons ins Lungengewebe ausgegangen werden. Entsprechend den dargestellten pharmakokinetischen Überlegungen sind die Pentamidinspiegel im Plasma nach einer Inhalationstherapie sehr klein bzw. nahe der unteren Nachweisgrenze. In einer eigenen Untersuchung konnten bei 10 Patienten, die im Mittel über 21 Tage mit täglich 300 mg Pentamidin per inhalationem (Respigard II) behandelt wurden, im Serum jeweils vor der nächsten Dosis keine nennenswerten Pentamidinkonzentrationen gemessen werden. Die untere Nachweisgrenze der verwendeten HPLC-Methode (Lin et al. 1986) war < 5 ng/ml. Dagegen wurden im 24-h-Urin (Abb. 2) derselben Patienten im Mittel 20–150 µg Pentamidin gefunden, entsprechend 0,1–0,5‰ der 300-mg-Dosis. Im Vergleich zu den nach intravenöser Applikation dargestellten Befunden werden damit nach einer Inhalationstherapie 80- bis 250fach geringere Pendamidinmengen im Urin ausgeschieden. Das pharmakokinetische und letztlich klinische Problem einer Kumulation der Substanz ist damit jedoch noch nicht gelöst. Weitere Untersuchungen erscheinen notwendig, den Einfluß der Partikel-

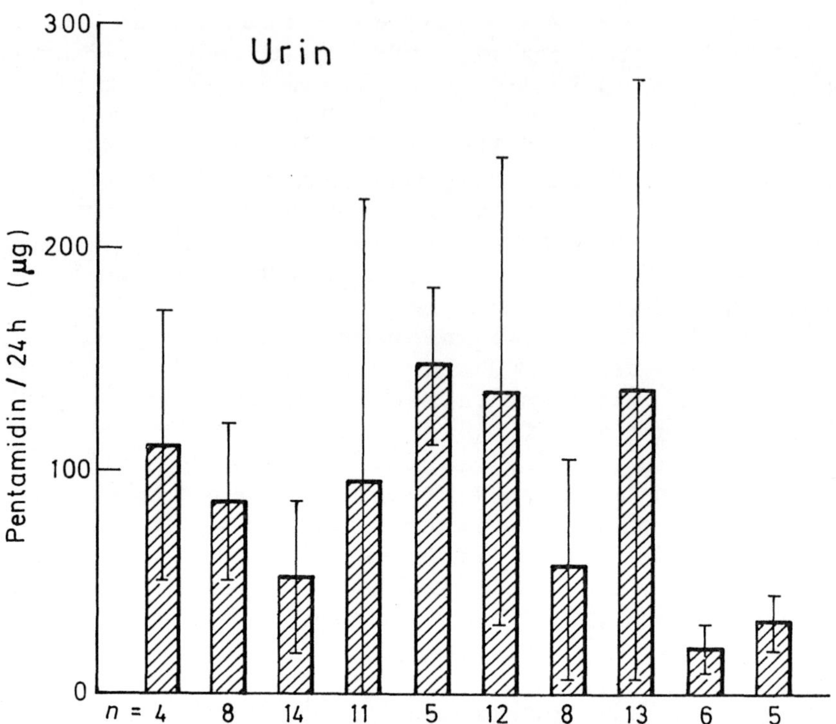

Abb. 2. Tägliche Pentamidinausscheidungen im Urin nach Inhalation (Respigard II) von 300 mg/ Tag bei 10 Patienten (Mittelwert ± Standardabweichung, *n* Anzahl der 24-h-Sammelurine pro Patient)

größe sowie die Organverteilung von Pentamidin nach einer Aerosolanwendung in Dosis-Konzentrations- wie in Dosis-Wirkungs-Beziehungen darzustellen.

Die vom Hersteller empfohlene Dosis für Pentamidin beträgt bei intravenöser oder intramuskulärer Anwendung 4 mg/kg. In den Inhalationsstudien wurde bei therapeutischer Anwendung eine identische Dosis verwendet, bei prophylaktischer Gabe beträgt die Dosis 60–150 mg 14tägig oder 300 mg pro Monat. Es besteht allgemein kein Zweifel, daß die prophylaktisch wirksame Dosis sich noch in einem experimentellen Stadium befindet. In der Therapie der PcP bei der Aids-Erkrankung hat jedoch die Größenordnung der Dosis wahrscheinlich einen ausschließlich historischen Charakter. Für die Behandlung der Trypanosomiasis sowie Leishmaniose haben die meisten Untersucher eine Dosis von 1 mg/kg bei i.v.-Applikation und von 2 mg/kg bei i.m.-Injektion benutzt (Schoenbach u. Greenspan 1948). Die interstitielle Säuglingspneumonie wurde von Ivady et al. (1963) mit einer Dosis von 4 mg/kg i. m. über 10–12 Tage behandelt. Eine intravenöse Dosis von 2–4 mg/kg wurde allerdings von Schoenbach u. Greenspan (1948) als maximal tolerierte Dosis beim Menschen beschrieben. Insofern erscheinen die in der heutigen Literatur empfohlenen Dosisreduktionen auf 3 mg/kg bei niereninsuffizienten Patienten als Euphemismus. Bei den von Conte et al. (1987a) untersuchten Patienten waren die Plasmakonzentrationen sowie die Eliminationshalbwertszeiten zwischen Nierenkranken mit einer Kreatininclearance > 35 ml/min und Nierengesunden nicht verschieden. Eine Dosisanpassung bei derart niereninsuffizienten Patienten wurde für nicht notwendig erachtet. Die bisherigen pharmakokinetischen Kenntnisse über Pentamidin lassen jedoch eine derartige Schlußfolgerung für nicht gerechtfertigt erscheinen. Weitere pharmakologische Untersuchungen sind notwendig, um das Nutzen-Risiko-Verhältnis dieses wichtigen Pharmakons in der Therapie der PcP besser abwägen zu können.

Die Autoren danken Frau G. Kessner und Frau L. Appiah Kubi für ihre ausgezeichnete technische Assistenz.

Literatur

Belehu A, Naafs B (1982) Diabetes mellitus associated with pentamidine mesylate. Lancet 1: 1463–1464

Bernard EM, Donnelly HJ, Maher MP, Armstrong D (1985) Use of a bioassay to study pentamidine pharmacokinetics. J Infect Dis 152: 750–754

Bornstein RS, Yarbo JW (1970) An evaluation of the mechanism of action of pentamidine isethionate. J Surg Oncol 2: 393–398

Bouchard P, Sai P, Reach G, Caubarrère I, Ganeval D, Assan R (1982) Diabetes mellitus following pentamidine-induced hypoglycemia in humans. Diabetes 31: 40–45

Conte JE, Upton RA, Phelps RT, Wofsy CB, Zurlinden E, Lin ET (1986) Use of a specific and sensitive assay to determine pentamidine pharmacokinetics in patients with Aids. J Infect Dis 154: 923–929

Conte JE, Upton RA, Lin ET (1987a) Pentamidine pharmacokinetics in patients with Aids with impaired renal function. J Infect Dis 156: 885–890

Conte JE, Hollander H, Golden JA (1987b) Inhaled or reduceddose intravenous pentamidine for pneumocystis carinii pneumonia. Ann Intern Med 107: 495–498

Cushion MT, Stanforth D, Linke MJ, Walzer PD (1985) Methods of testing the susceptibility of pneumocystis carinii to antimicrobial agents in vitro. Antimicrob Agents Chemother 28: 796–801

Debs RJ, Blumenfeld W, Brunette EN et al. (1987) Successful treatment with aerosolized pentamidine of pneumocystis carinii pneumonia in rats. Antimicrob Agents Chemother 31: 37–41

Ivady G, Paldy L, Unger G (1963) Weitere Erfahrungen bei der Behandlung der interstitiellen plasmacellulären Pneumonie mit Pentamidin. Monatsschr Kinderheilkd 111: 279–299

Jakob GM, Green GM (1973) Effects of pneumonia on intrapulmonary distribution of inhaled particles. Am Rev Respir Dis 107: 675–678

Launoy L, Guillot M, Jonchere H (1960) Study on the storage and elimination of pentamidie in the mouse and white rat. Ann Pharm Fr 18: 424–439

Lin JM, Shi RJ, Lin ET (1986) High performance liquid chromatographic determination of pentamidine in plasma. J Liqu Chromatogr 9: 2035–2046

Makulu DR, Waalkes TP (1975) Interaction between aromatic diamidines and nucleic acids: Possible implications for chemotherapy. J Natl Cancer Inst 54: 305–309

Montgomery AB, Debs RJ, Luce JM et al. (1988) Selective delivery of pentamidine to the lung by aerosol. Am Rev Respir Dis 137: 477–478

Osei K, Falko JM, Nelson KP, Stephens R (1984) Diabetogenic effect of pentamidine. In vitro and in vivo studies in a patient with malignant insulinoma. Am J Med 77: 41–46

Pearson RD, Hewlett EL (1985) Pentamidine for the treatment of pneumocystis carinii pneumonia and other protozoal diseases. Ann Intern Med 103: 782–786

Pesanti EL, Cox C (1981) Metabolic and synthetic activities of pneumoncystis carinii in vitro. Infect Immun 34: 908–914

Pifer LL, Pifer DD, Woods DR (1983) Biological profile and response to anti-pneumocystis agents of pneumocystis carinii in cell culture. Antimicrob Agents Chemother 24: 674–678

Robbins JB (1967) Pneumocystis carinii pneumonitis – a review. Pediatr Res 1: 131–138

Salamone FR, Cunha BA (1988) Update of pentamidine for the treatment of pneumocystis carinii pneumonia. Clin Pharm 7: 501–510

Sands M, Kron MA, Brown RB (1985) Pentamidine: a review. Rev Infect Dis 7: 625–634

Sattler FR, Cowan R, Nielsen DM, Ruskin J (1988) Trimethoprim-sulfamethoxazole compared with pentamidine for treatment of pneumocystis carinii pneumonia in the acquired immunodeficiency syndrome. Ann Intern Med 109: 280–287

Schoenbach EB, Greenspan EM (1984) The pharmacology, mode of action and therapeutic potentialities of stilbamidine, pentamidine, propamidine and other aromatic diamidines – a review. Medicine (Baltimore) 27: 327–377

Waalkes TP, Denham C, DeVita VT (1970) Pentamidine: Clinical pharmacologic correlations in man and mice. Clin Pharmacol Ther 11: 505–512

Waalkes TP, Makulu DR (1976) Pharmacologic aspects of pentamidine. Natl Cancer Inst Monogr 43: 171–176

Wallace JM, Barbers RG, Oishi JS, Prince H (1984) Cellular and T-lymphocyte subpopulation profiles in bronchoalveolar lavage fluid from patients with acquired immunodeficiency syndrome and pneumonitis. Am Rev Respir Dis 130: 786–790

Wallis OC (1966) The effect of pentamidine on ribosomes of the parasitic flagellate crithidia (strigomonas) oncopelti. J Protozool 13: 234–239

Waring MJ (1965) The effects of antimicrobial agents on ribonucleic acid polymerase. Mol Pharmacol 1: 1–13

Williamson J (1979) Effects of trypanocides on the fine structure of target organisms. Pharmacol Ther 7: 445–512

Auszug aus der Diskussion:

Kommentar: Sie sprachen die Dosierung von Pentamidin an. Die Studie von Sattler hat ja gezeigt, daß im Mittel nur 3,12 mg/kg genommen wurde, und die Dosis wurde auch früh reduziert. Sie sind dann zu ganz brauchbaren Ergebnissen gekommen bei besserer Verträglichkeit. D. h. ihre Anregung zur Dosisverminderung sollte man doch auf jeden Fall aufgreifen. Ich glaube, auch die Reduktion der Dosis bei Niereninsuffizienz ist eine Anregung, die wir ernst nehmen müssen.

Frage: Eine Frage an den Parasitologen: Warum oder ist es heute nicht mehr tragbar, eine Dosis von 2 mg oder 1 mg/kg zu verwenden? Gibt es wirklich einen gesicherten Unterschied bei der Behandlung der Leishmaniose und der PcP? In älteren Untersuchungen verabreichte man bei der Leishmaniose meistens 2 mg/kg.

Antwort: Selbst 4 mg/kg kann bei einer schweren Leishmaniose unter Umständen nicht ausreichen.

Frage: Ich möchte noch auf den Unterschied zwischen den beiden Pentamidin-Salzen hinweisen. Das Lomidin ist das Pentamidin-Mesylat, das schwerlösliche Salz, und benötigt deshalb einen Lösungsvermittler, das N-methylacetamid. Das Pentamidin-Isethionat ist gut wasserlöslich, es braucht keinen Lösungsvermittler, und das ist der Grund, warum das Lomidin jetzt ersetzt wird. Es gibt einige Publikationen, bei denen wir nicht herausfinden können, welches dieser Salze benutzt worden ist. Man sieht bei den Aerosol-Studien allerdings, daß die lokale Verträglichkeit von Pentamidin-Isethionat offenbar besser ist. Girard in Frankreich hat ja noch das Lomidin benutzt und findet in etwa 50 % der Patienten Hustenreiz und in anderen Studien, bei denen Pentamidin-Isethionat benutzt würde, wird diese Rate mit 20 % angegeben. Das ist ein Grund, auf das neue Salz umzusteigen.

Antwort: Wobei, was Hustenreiz angeht, die Subjektivität der Untersucher natürlich ein großes Problem ist.

Antwort: Wir haben schon vor zwei, drei Jahren mit Pentamidin-Mesylat angefangen; ein Patient ist uns verstorben mit einer fulminanten Laktatazidose. Bei Pentamidin-Isethionat gibt es das nicht. Das ist nirgendwo berichtet worden.

Frage: Eine Frage zu den Nebenwirkungen von Pentamidin: Haben Sie gesehen, ob es einen zeitlichen Zusammenhang gibt direkt nach i. v. oder i. m. Gabe? Ist das eine allergische Reaktion, eine Anaphylaxie, ist das eine toxische Reaktion, ist das die Folge einer Kumulation?

Antwort: Bei Sattler wird beschrieben, daß die Hypotension minimiert werden kann, wenn die Infusionsdauer mindestens eine Stunde beträgt. Wenn man es rasch injiziert, ist die Substanz toxisch. Ich persönlich erkläre dies als einen toxischen Effekt direkt auf die glatte Gefäßmuskulatur. Nicht die Dosis, sondern die Infusionsgeschwindigkeit steht im Vordergrund.

Verteilung von Aerosolen in der Lunge

N. Konietzko

Einleitung

Die Inhalationstherapie mit Aerosolen ist heute Standard in der Pneumologie. Dies hat sie den Fortschritten im Erkenntnisstand physiologischer, pathophysiologischer und physikalischer Phänomene bei der Deposition von Schwebeteilchen im Respirationstrakt und ausgereiften Technologien zur Produktion von therapeutisch wirksamen Aerosolen zu verdanken (Brain 1980). Bei der Therapie obstruktiver Atemwegserkrankungen ist die medikamentöse Aerosoltherapie heute als Basistherapie anzusehen; dabei werden hauptsächlich β-Sympathikomimetika, Atropinderivate und Steroide verwendet. Aber auch in der Asthmaprophylaxe ist ihr Stellenwert unbestritten, dies gilt für die topische Applikation von Dinatriumcromoglicat, Steroiden und β-Sympathikomimetika (Adam et al. 1982).

Die *Vorteile* einer topischen Therapie, im vorliegenden Falle die von Aerosolen im Trachea-Bronchial-Trakt, liegen auf der Hand:
1. Hohe Konzentrationen des betreffenden Medikaments lokal bei fehlenden systemischen Effekten.
2. Umgehung des Pfortaderkreislaufs; es gibt also keinen „First pass-Effekt".
Demgegenüber sind als *Nachteile* anzusehen:
1. schlechte Dosierbarkeit,
2. Möglichkeit der lokalen Reizung der Schleimhaut durch hohe Medikamentenkonzentration.

Im Falle der hier interessierenden Aerosoltherapie und Prophylaxe mit Pentamidin unterscheidet sich die Situation von der der Behandlung einer obstruktiven Atemwegserkrankung, u. a. weil das Zielorgan hier nicht die Atemwege, sondern die Alveolen sind, keine Dosiswirkungskurve wie etwa beim Asthma und den β-Symphatikomimetika bestehen und – im Gegensatz zur Inhalation mit Bronchodilatantien – eine Anreicherung von Pentamidin im Lungengewebe, wahrscheinlich in den Alveolarmakrophagen, stattfindet (Debs et al. 1987). Eine einfache Übertragung der Therapiemodalitäten bei der Inhalationsbehandlung obstruktiver Atemwegserkrankungen auf das Problem der Inhalationsprophylaxe und Therapie der Pneumocystis carinii Pneumonie (PcP) ist deswegen nicht möglich. Wir müssen zurückgehen zu den Prinzipien von Aerosoleigenschaften und -deposition und versuchen, neue Wege der Aerosolproduktion und des Wirksamkeitsnachweises zu finden.

Eigenschaften von Aerosolen

Aerosole werden definiert als in Gas suspendierte Partikel. Der Durchmesser der Schwebeteilchen liegt zwischen 0,001 und 100 µm, sie können von fester oder flüssiger Beschaffenheit sein.

Die entscheidende Variable für die Aerosoltherapie ist der Durchmesser des Partikels; Form und elektrische Ladung spielen eine untergeordnete Rolle. In der „Aerosologie" wird i. allg. der "aerodynamic mass median diameter" (AMMD) angegeben. Es ist dies eine fiktive Größe, welche auf einen Modellpartikel mit dem spezifischen Gewicht von Wasser (= 1) bezogen ist (Dirnagel 1971).

Für die Inhalationstherapie liegt das nutzbare Teilchenspektrum zwischen 0,5 und 10 µm Partikeldurchmesser. Partikel unter 0,5 µm haben eine sehr geringe Masse und können deswegen nur unzureichende Mengen des Therapeutikums transportieren, außerdem verhalten sie sich schon wie Gas, es kommt nicht zur Deposition in der Lunge. Partikel, welche einen Durchmesser von 10 µm überschreiten, werden bereits diesseits der Glottis im oberen Respirationstrakt und im Oropharynx deponiert (Heyder 1981).

Für therapeutische Zwecke ist es wichtig zu wissen, daß das Volumen einer Kugel in der 3. Potenz mit dem Radius steigt und somit größere Partikel unverhältnismäßig mehr Masse eines Medikaments transponieren als kleine Partikel (Abb. 1).

Das Dilemma ist allerdings, daß Partikel jenseits von 5 µm Durchmesser zwar den größten Medikamentenanteil beinhalten, aber nur zum kleinen Teil in die Lunge und dann auch zumeist nur in die Atemwege gelangen. In diesem Zusam-

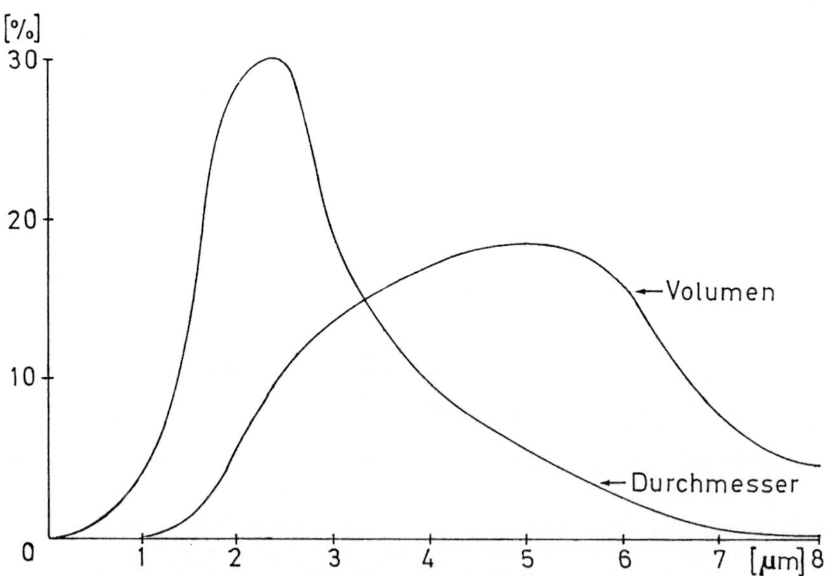

Abb. 1. Zusammenhang der prozentualen Verteilung des Durchmesserspektrums (d) und des Volumenspektrums (V), in Abhängigkeit vom Partikeldurchmesser in µm

menhang ist zu erwähnen, daß kleine Aerosolpartikel bei Änderung der Wasserdampfsättigung wachsen können. Bei festen Partikeln, wie sie etwa in mikronisierten Dosieraerosolen freigesetzt werden, kann dies in der 2.–4. Bronchialgeneration, also auf Segmentbronchusebene, zu einer 2- bis 4fachen Größenzunahme und entsprechend auch vermehrten Deposition in den großen Atemwegen vor Erreichen der Alveolen führen. Für physiologische Kochsalzlösungen ist das Phänomen des Wachstums von Tröpfchen während der Passage der Atemwege gering ausgeprägt (Köhler et al. 1985).

Deposition von Aerosolen

Aus dreierlei Gründen kann ein Teilchen, welches im Luftstrom suspendiert eingeatmet wird, auf die Schleimhäute deponiert werden (Lippmann u. Albert 1969):

1. trägheitsbedingter Aufprall (Impaktion):
   die Schwebeteilchen prallen infolge ihrer Trägheit mit dem Luftstrom an die Wandung des Tracheobronchialbaums und bleiben dort hängen. Die Wahrscheinlichkeit ihrer Deposition steigt mit zunehmender Geschwindigkeit des Luftstroms und Größe der Partikel;
2. schwerkraftbedingtes Absinken (Sedimentation):
   die Schwebeteilchen springen zwar beim Aufprall auf die Bronchialwand wie ein Tennisball von dieser wieder zurück, gelangen dann erneut in den Luftstrom und lagern sich erst entsprechend ihrer Schwerkraft an der Wand ab. Die Wahrscheinlichkeit ihrer Deposition steigt mit der Masse des einzelnen Partikels und der Zeit, die ihm verbleibt, um abzusinken;
3. Abscheidung infolge Brown-Molekularbewegung (Diffusion):
   sehr kleine Teilchen werden durch die Brown-Molekularbewegung von Gasmolekülen angestoßen und ihrerseits in Schwingung versetzt. Die Wahrscheinlichkeit der Deposition dieser kleinsten Partikel steigt mit abnehmendem Partikeldurchmesser. Aus dem Gesagten geht hervor, daß Umfang und Ort der Deposition von Partikeln eines Aerosols bestimmt werden durch dessen physikalische Eigenschaften, durch die anatomischen Gegebenheiten des Respirationstrakts und durch die physiologischen Variablen der Atmung.

Physikalische Eigenschaften des Aerosols

Das wichtigste Kriterium für die Deposition eines Partikels ist sein Durchmesser. Äußere Form, hygroskopische Eigenschaften, Masse, elektrische Ladung und Dichte der Partikel pro Volumeneinheit spielen eine untergeordnete Rolle. Nach dem Modell, das 1966 von der "Task Group on Lung Dynamics" (Morrow 1981) entwickelt wurde, um das Depositionsmuster polysisperser Aerosole in verschiedenen Teilen des Respirationstrakts vorauszusagen, geht hervor, daß größere Tröpfchen, und zwar solche mit einem Durchmesser von mehr als 10 µm, fast vollständig im oberen Respirationstrakt, also im Nasopharynx und Oropharynx

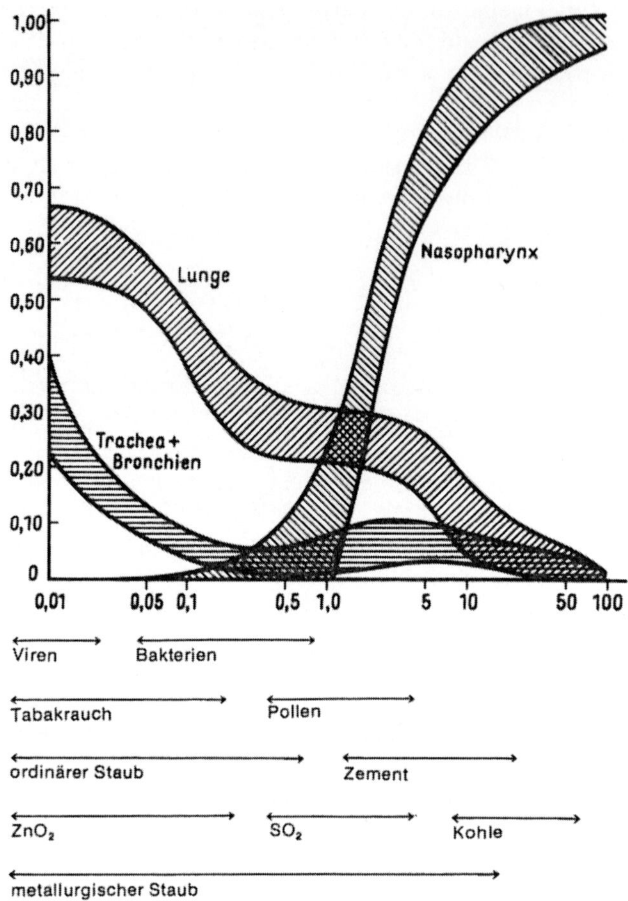

Abb. 2. Prozentuale Deposition im Bereich von Nasopharynx, Tracheobronchialbaum und Lunge (jenseits der Bronchioliterminales) in Abhängigkeit von der Tröpfchengröße. Einige Beispiele von Teilchengrößen inhalierter Substanzen, wie Viren, Bakterien oder Pollen, sind unter der Abbildung eingezeichnet

bis zum Larynx, abgefangen werden. Partikel mit einem Durchmesser von weniger als 0,5 μm gelangen zwar durchweg bis in die Alveolen, werden von dort aber wieder abgeatmet. Bei Partikeln im Bereich zwischen 0,5 μm und 10 μm muß demnach mit Ablagerungen in den unteren Atemwegen und den Alveolen, also jenseits der Stimmritze, gerechnet werden (Abb. 2).

Anatomische Gegebenheiten

Die intrabronchial deponierte Aerosolmenge wird bei den üblichen Inhalationsgeräten im wesentlichen durch die Anatomie der Glottis bestimmt. Bei Verengung

88

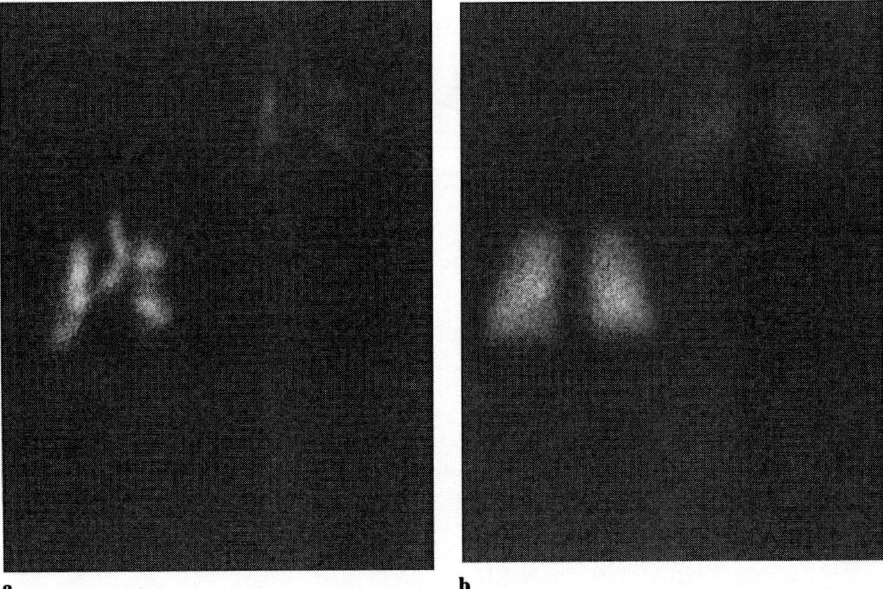

Abb. 3a,b. Deposition nach Inhalation eines polydispersen Aerosols (mittlerer Tröpfchendurchmesser: 2,5 µm, Spektrum von 0,5–15 µm) **a** bei einer gesunden Normalperson, **b** bei einem Patienten mit chronischer obstruktiver Bronchitis

der Atemwege, Verzweigung derselben (Bifurkation) und pathologischen Wandstrukturen kommt es durch Beschleunigung der Luftströmung und durch Bildung von Wirbeln mit turbulenten Strömungsverhältnissen zur verstärkten Deposition. Bei Patienten mit Atemwegsobstruktion wird das Aerosol vermehrt in den zentralen Bereichen deponiert (Abb. 3). Dieses Phänomen mag, teleologisch gesehen, für Patienten mit Atemwegsobstruktion einen gewissen Schutzmechanismus gegenüber „schädlichen Aerosolen" der Umwelt darstellen, es zeigt aber auch die Grenzen unserer Therapie mit „nützlichen Aerosolen" auf. Die periphere Deposition kann durch Vorinhalation eines β-Adrenergikums verbessert werden.

Physiologische Variablen der Atmung

Art und Ort der Deposition von Partikeln im Respirationstrakt werden bestimmt vom Atemzugvolumen (V_T), von der Atemfrequenz (f), vom mittleren Fluß der Atmung, aber auch vom Flußprofil, von der jeweiligen Atemlage, vom Atemminutenvolumen und von der Dauer der Apnoe zwischen 2 Atemzügen. Letztere (Abb. 4) und die Höhe des Atemminutenvolumens (Abb. 5) sind die beiden wichtigsten physiologischen Variablen, mit denen wir eine maximale Menge des Medikaments (in diesem Fall Pentamidin) in den Bereich der Alveolen transportieren können. Eine optimale Inhalationstechnik zur Erreichung einer maximalen alveolaren Deposition bedeutet daher:

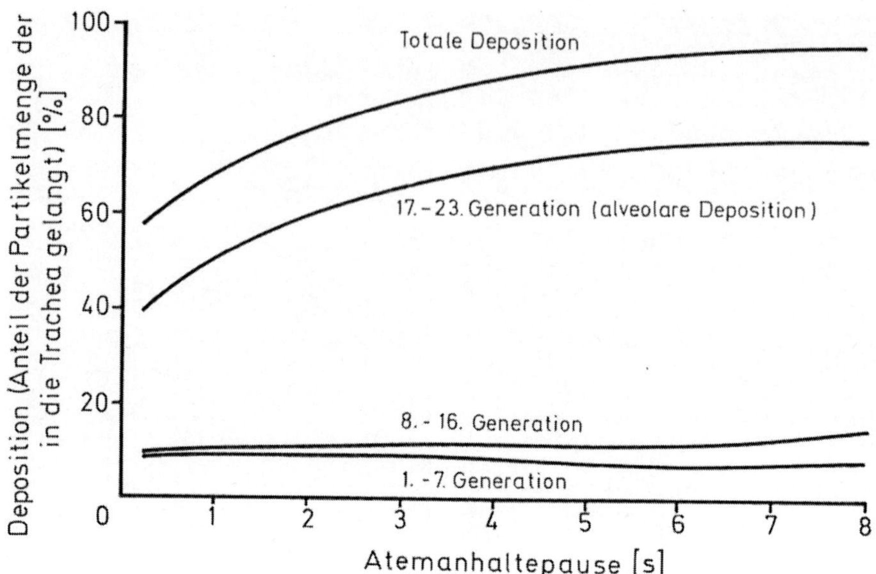

Abb. 4. Auswirkung einer Atemanhaltepause in Sekunden (s) auf die tracheobronchiale und alveoläre Deposition, berechnet für einen Partikeldurchmesser von 2 µm und inhaliert bei 30 l/min sowie einem Atemzugvolumen von 900 ml und einem aktuellen Lungenvolumen von 2,4 l. (Nach Agnew 1984)

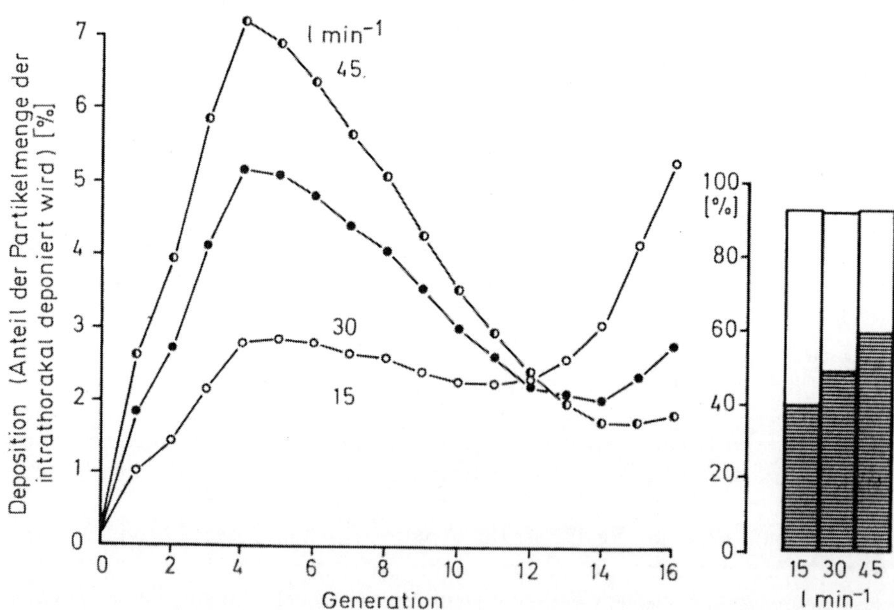

Abb. 5. Auswirkung des Atemminutenvolumens auf die Verteilung von Aerosol auf den Tracheobronchialtrakt. Die Inhalationsbedingungen sind ansonsten wie bei Abb. 4, die Atemanhaltepause beträgt 0,4 s. (Nach Agnew 1984)

– nicht zu schnelle Inspiration
– leicht gesteigertes Atemminutenvolumen
– Pause nach der Inspiration
– beschleunigte Exspiration

Erzeugung von Aerosolen

Für die klinische Praxis sind 4 Prinzipien der Aerosolerzeugung wichtig:
1. Düsenvernebler (zumeist preßluftgetrieben),
2. Ultraschallvernebler (erzeugt durch schwingenden Quarz),
3. Dosieraerosol (treibgasbetrieben und mikronisierte Wirksubstanzen freisetzend),
4. Trockenpulveraerosole (z. B. Intal).

Die beiden letzteren sind für die hier interessierende Fragestellung nicht relevant.

Im für die therapeutische Wirksamkeit entscheidenden Teilchenspektrum von 0,5–10,0 µm unterscheiden sich Düsenvernebler und Ultraschallzerstäuber nicht; der Ultraschallvernebler produziert Aerosole von größerer Partikeldichte pro Volumeneinheit („Nebeldichte"). Andere Methoden der Inhalationsbehandlung, etwa der Wasserverdampfer („Bronchitiskessel"), erzeugen nur Kondensationsaerosole aus Wasser, welche nicht in der Lage sind, Medikamente zu inkorporieren.

Bei einem quantitativen Vergleich von 11 derzeit auf dem deutschen Markt erhältlichen Inhaliergeräten kamen Köhler et al. zu erstaunlichen Ergebnissen (Köhler et al. 1983). Bei ihrer Untersuchung wurde bei 10 gesunden Versuchspersonen unter standardisierten Inhalationsbedingungen ein radioaktives Aerosol eingeatmet und die Deposition desselben intra- und extrathorakal gemessen. Es zeigte sich, daß einige der getesteten Geräte zu überhaupt keiner intrapulmonalen Deposition von radioaktivem Aerosol führten (Abb. 6). In nachfolgenden Untersuchungen mit dem „Anderson-Impactor" zeigte sich denn auch, daß beide Geräte nicht lungengängige Aerosolspektren produzierten. Die im Test recht gut abschneidenden Düsenvernebler zeigten allerdings innerhalb der einzelnen Chargen meßbare Unterschiede.

Dagegen kann Ultraschallverneblung zu einer Veränderung der Wirksubstanz führen; aus diesem Grunde sollte von der Verwendung von Ultraschallverneblern bei Anwendung von Medikamenten Abstand genommen werden (Konietzko 1976), es sei denn, die Stabilität des Medikamentes sei unter diesen Bedingungen nachgewiesen.

Durch Modifizierung der Apparatur lassen sich herkömmliche Düsenvernebler optimieren, etwa wenn man in den Inspirationsschenkel eine Wendel zur Filterung der größeren Partikel und einen Ballon als Reservoir und gleichzeitig zur Verhinderung des Verdampfens kleinerer Tröpfchen dazwischenschaltet. Kombiniert man die so geschaffenen physikalischen Verhältnisse durch entsprechende physiologische Atemmanöver, etwa durch tiefe Atemzüge und Luftanhalten, kann man

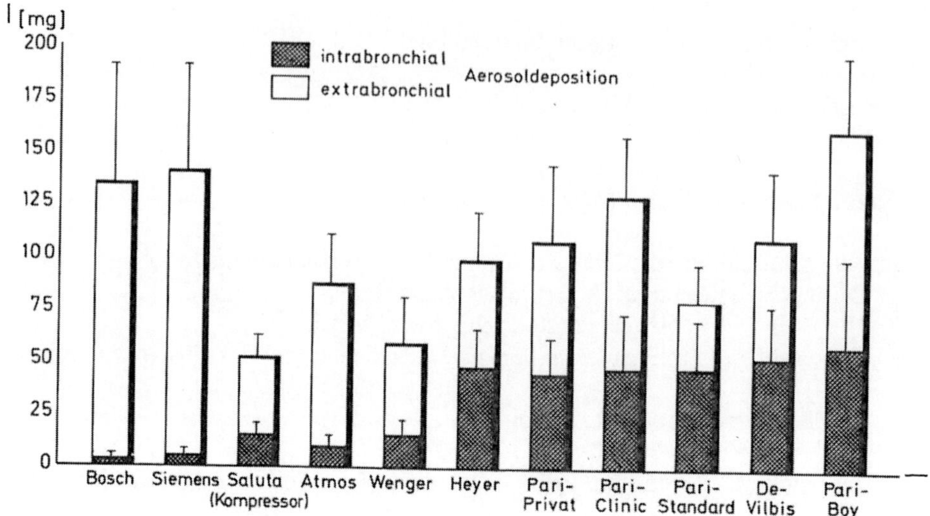

Abb. 6. Quantitativer Vergleich einiger Inhaliergeräte bezüglich der intrathorakalen und extra-
thorakalen Deposition, ermittelt bei 10 gesunden Versuchspersonen. Inhalationszeit: 2 min,
Atemfrequenz 12/min. (Nach Köhler et al. 1983)

bis zu 80% Substanz in die Lungenperipherie transportieren und dort deponieren
(Abb. 6; Köhler et al. 1983).

Nachweis der Wirksamkeit medikamentöser Aerosole

Das Problem der medikamentösen Behandlung und Prophylaxe mit Aerosolen
liegt (neben der lokalen Irritation der Schleimhaut durch hohe Konzentrationen
des Medikaments) in seiner schlechten Dosierbarkeit. Dies wiederum hängt
zusammen mit den anatomischen und physiologischen Gegebenheiten der
Atmung, die man im Gegensatz zu den physikalischen Eigenschaften des Aerosols
und der Apparatur standardisieren kann. Wir sind deswegen auf andere Möglichkeiten des Nachweises der Effektivität der Aerosoltherapie angewiesen. Dies
gelingt durch
1. Nachweis der pharmakologischen Wirksamkeit,
2. Quantifizierung radioaktiv markierter Medikamente in der Lunge nach Inhalation des betreffenden Aerosols,
3. Nachweis von Medikamentenkonzentrationen in der Spülflüssigkeit der Lunge
(BAL; Montgomery et al. 1988; Tabelle 1).

Tabelle 1. Konzentration von Pentamidin in der bronchoalveolären Lavage. (Nach Montgomery et al. 1988)

Art der Injektion	BAL-Überstand [ng/ml]	BAL-Sediment [ng/ml]
Intravenöse Injektion		
Patient 1	1,48	12,8
Patient 2	2,44	6,89
Patient 3	4,0	8,35
Mittel + SEM	2,64 + 0,73	9,34 + 1,74
Aerosolinjektion		
Patient 1	21,6	140
Patient 2	23,4	141
Patient 3	43	1057
Patient 4	5,1	851
Patient 5	[a]	1336
Mittel + SEM	23,2 + 7,75[b]	705 + 242[b]

[a] wegen Interferenz mit einer unbekannten Substanz nicht bestimmbar.
[b] $p < 0,05$, verglichen mit der i. v.-Gruppe.

Literatur

Adam WE, Dirnagel K, Geißler L et al. (1982) Empfehlungen zur Inhalationstherapie bei obstruktiven Atemwegserkrankungen in der Praxis. Dtsch Med Wochenschr 33: 1246–1248

Agnew JI (1984) Physical properties and mechanisms of deposition of aerosols. In: Clarke SW, Pavia D (eds) Aerosols and the lung. Butterworths, London

Brian J (1980) Aerosol and humidity therapy. Am Rev Respir Dis 122: 17–21

Debs L, Straubinger H, Brunette F (1987) Selective enhancement of pentamidine uptake in the lung by aerosolization and delivery in liposomes. Am Rev Respir Dis 135: 731–737

Dirnagel K (1971) Technisch-physikalische Grundlagen der Inhalationstherapie mit Aerosolen in ihrer Bedeutung für die Auswahl von Aerosolgeräten. Dtsch Med J 8: 245–247

Heyder J (1981) Mechanisms of aerosol particle deposition. Chest 80: 820–823

Köhler D et al. (1983) Aerosolverteilungsmuster von 16 handelsüblichen Aerosolgeräten. Prax Klin Pneumol 37: 922–944

Köhler D, Fleischer H, Matthys H (1985) Depositionsmuster von Dosieraerosolen im menschlichen Organismus. Atemwegs Lungenkr 11: 340–341

Konietzko N (1976) Die Bronchialwegsreinigung: Möglichkeiten ihrer Beeinflussung. Therapiewoche 26: 8230–8234

Lippmann M, Albert RE (1969) The effect of particle size on the regional deposition of inhaled aerosols in the human respiratory tract. Am Ind Hyg Assoc J 30: 257–275

Morrow PE (1981) An evaluation of the physical properties of monodisperse and heterodidisperse aerosols used in the assessment of bronchial function. Chest 80: 809–813

Montgomery AB et al. (1988) Selective delivery of pentamidine to the lung by aerosol. Am Rev Respir Dis 137: 477–478

Pentamidinaerosol in der Prophylaxe und Therapie von Pneumocystis carinii Pneumonien bei Aids-Patienten

H. Lode, G. Höffken, N. Deppermann, D. Mainz, M. Petri

Einleitung

Das erworbene Immundefektsyndrom (Aids) ist klinisch durch das Auftreten von Infektionen, ausgelöst durch opportunistische Erreger, und von Tumoren, gekennzeichnet. Nach Angaben der WHO zur Aids-Verbreitung in Europa leiden 80 % dieser Patienten an Infektionen, wobei Pneumocystis carinii als Erreger interstitieller Pneumonien am häufigsten nachgewiesen wird (Stover et al. 1985; Wharton et al. 1986; WHO-Bericht 1986). Die Behandlung einer Pneumocystis carinii Pneumonie (PcP) bei Patienten ohne Aids ist gut dokumentiert (Walzer et al. 1974; Western et al. 1970; Winston et al. 1980). Sowohl Pentamidin als auch Cotrimoxazol sind in der Behandlung dieser früher seltenen Infektionskrankheit wirksam. Vergleichsuntersuchungen belegen die äquivalente klinische Effektivität beider Substanzen (Hughes et al. 1978). Auffällig bei der Behandlung von Aids-Patienten mit PcP waren allerdings die beträchtlichen Unverträglichkeitsreaktionen sowohl mit Cotrimoxazol wie auch mit parenteralem Pentamidin (Gordin et al. 1984; Western et al. 1970; Wharton et al. 1986). Auch neuere Studien mit Reduktion der Trimethoprim-Sulfamethoxazol-Dosis (15–12 mg/kg Trimethoprim täglich) erbrachten zwar eine Senkung der Unverträglichkeitsreaktionen (44 % Exantheme, 39 % Anämien), jedoch war diese Rate an Nebenwirkungen immer noch verhältnismäßig hoch; allerdings verursachte Pentamidin in dieser Studie (Sattler et al. 1988) noch höhere Unverträglichkeitsraten bei auch niedrigen Dosierungen zwischen 3,1 und 4,0 mg/kg Körpergewicht täglich mit 64 % Nephrotoxizität, 27 % Hypotension und 21 % Hypoglykämie. Im allgemeinen war die Pentamidin-Toxizität jedoch milde (s. Diskussion Autor). Darüber hinaus war in dieser prospektiven Studie mit 70 Patienten Cotrimoxazol mit 86 % Erfolgsquote dem Pentamidin in parenteraler Form mit 61 % Erfolgsquote überlegen. Die Autoren können jedoch bei dieser Studie nicht ausschließen, daß die Patienten der Pentamidin-Gruppe schwerer erkrankt waren als die der Cotrimoxazol-Gruppe: So hatten in der Pentamidine-Gruppe nur 79 % ihre 1. PcP, in der Cotrimoxacol-Gruppe hingegen 97 %. In der Pentamidine-Gruppe lagen bei 30 % zusätzliche Infektionen vor, in der Cotrimoxazol-Gruppe in nur 17 %.

Ausgehend von diesen relativ hohen Unverträglichkeitsraten der Behandlung einer PcP bei Aids-Patienten mit Pentamidin wurden Ansätze verfolgt, die systemische Applikation des Pentamidins zu vermeiden und wirksame lokale Behandlungsformen zu entwickeln.

Pentamidin gehört in die Gruppe der aromatischen Diamidine (Sand et al.
1985). Die Wirkungsweise dieser Substanz ist noch nicht endgültig geklärt; vorläufige Ergebnisse deuten auf eine Interferenz mit dem Aminosäuretransport hin,
eine Behinderung der Biosynthese von DNA, RNA, Proteinen und Phospholipiden sowie eine Behinderung der Dihydrofolatreduktaseaktivität (Makulu u.
Waalkes 1975). Pentamidin liegt in 2 Salzformen vor, dem Isethionat und dem
Mesylat. Die Handelsnamen sind Lomidine für das Mesylat und Pentacarinat für
das Isethionat. Nur die letztgenannte Form sollte für die Aerosolbehandlung
eingesetzt werden.

In tierexperimentellen Studien (Debs et al. 1987a; Girard et al. 1987) konnte
gezeigt werden, daß die PcP der Ratte mit der prophylaktischen Pentemidingabe
in Dosierungen von 4,8 bzw. 8,6 mg/kg 3mal wöchentlich wirksam in 80 bzw. 100 %
der Ratten verhindert werden konnte. Auch in therapeutischen Studien in diesen
Modellen konnten die Pneumonien mit einer höheren Dosis von 14,6 mg/kg
Pentamidinaerosol 3mal wöchentlich über 3 Wochen erfolgreich beseitigt werden.
Bei 30 % der Ratten persistierten allerdings die Pneumocystis carinii Zysten.

Basierend auf adäquaten Bestimmungsmethoden des Pentamidins (Conte et al.
1986) und auf dem Nachweis von hohen Pentamidinkonzentrationen in der bronchoalveolären Lavage nach Aerosolapplikation beim Menschen (Debs et al.
1987a,b; Montgomery et al. 1987) waren die Grundlagen geschaffen für die
Anwendung des Pentamidinaerosols in der Prophylaxe und Therapie der PcP.

Prophylaxe

Schon relativ frühzeitig konnte bei Aids-Patienten mit abgelaufener PcP nachgewiesen werden, daß zumindest bei einem Teil der Patienten die Erreger persistieren und zu einem schnellen Rezidiv beitragen können (Shelhamer et al. 1984).
Zidovudin (AZT) senkt zwar eindeutig die Häufigkeit und offensichtlich auch die
Schwere der PcP-Rezidive, ist aber immer noch mit einer Rezidivrate von ungefähr 15–20 % in den ersten 6 Monaten nach abgelaufener Pneumonie verbunden
(Kovacs u. Masur 1988). Neben der Indikation „abgelaufene PcP“ wird heute auch
zunehmend eine „primäre“ Prophylaxe diskutiert, die bei Patienten mit weniger
als 250 CD4-Zellen/mm^3 und auch bei Patienten mit anderweitig abgelaufenen
bedrohlichen opportunistischen Infektionen eingesetzt werden sollte. Als gesicherte prophylaktische Behandlungsformen kann bisher nur der Einsatz von
Cotrimoxazol (160 mg Trimethoprim + 800 mg Sulfamethoxazol oral 12stündlich)
eingeordnet werden (Fische et al. 1988). Eine Vielzahl von Aids-Patienten (bis zu
50 %) bieten jedoch trotz Ansätzen zu einer reduzierten Dosierung (Applikation
nur an 3 Tagen in der Woche) erhebliche Unverträglichkeitsreaktionen (Hughes et
al. 1987).

Im Jahre 1988 wurde auf mehreren Kongressen über Studien mit dem prophylaktischen Einsatz von Pentamidinaerosol bei Aids-Patienten berichtet. Conte et
al. (1988a) behandelten 103 Patienten in San Francisco (85,5 % mit Aids, 14,5 %
ARC) seit März 1987 mit einmal monatlich 300 mg Pentamidinaerosol über ein
Mallinckrodt-Ultravent-Gerät. Von diesen Patienten hatten 50 eine abgelaufene

PcP, und 66 % der Patienten nahmen AZT. Zweieinhalb Monate nach Beginn der Prophylaxe waren 99 % rezidivfrei, nach 4,7 Monaten 93 % und nach 6,4 Monaten 82 % der Patienten. Im Vergleich zu einer historischen Kontrollgruppe von 132 Patienten wurde festgestellt, daß die Pentamidinprophylaxe im Mittel das Pc-Rezidiv um Monate verzögert und Rezidive seltener auftraten. Wesentliche Pentamidin zuzuordnende Unverträglichkeitsreaktionen wurden von den Autoren nicht beobachtet. Im folgenden sind die wesentlichen Daten der Studie zusammengefaßt:

Einmal monatlich Pentamidineaerosol zur Prophylaxe der PcP
(Nach Conte et al. 1988a)

Dosis:	300 mg Pentamidinaerosol 1 mal/Monat
Patienten:	103 (85,5 % Aids, 14,5 % ARC)
	– 50 mit vorangegangener PcP
	– 67 unter AZT-Therapie
Dauer:	bisher im Mittel 5,5 Monate; maximal 8,5 Monate
Analyse:	2,5 Monate: 99 % ohne Rezidiv
	4,7 Monate: 93 % ohne Rezidiv
	6,4 Monate: 82 % ohne Rezidiv
Nebenwirkungen:	keine

Aus New York berichteten Bernard et al. (1988) über 191 Aids-Patienten, die Pentamidinaerosol zu 60 mg zunächst wöchentlich für 4 Wochen und dann zweiwöchentlich erhalten hatten. Die Autoren überblickten eine mittlere Behandlungsdauer von 7 Monaten (Bereich: 1–11 Monate). Während des Studienverlaufes mußten 21 Patienten ausgeschlossen werden; 23 Patienten verstarben, keiner wegen einer PcP. Die Häufigkeit der PcP pro 100 Patientenmonate lag bei 0,52 für alle Patienten; sie stieg auf 1,7 unter den Patienten, die 2 oder mehr vorangehende Episoden einer PcP aufwiesen (n = 57). Bei Patienten mit nur einer vorangehenden PcP-Manifestation oder ohne eine abgelaufene Pneumocystis Pneumonie wurden keine PcP-Manifestationen beobachtet. Im Vergleich zu einer Gruppe von Patienten mit ebenfalls einer abgelaufenen PcP unter AZT aber ohne eine PcP-Prophylaxe lag die Rezidivrate der PcP mit 6,7 pro 100 Patientenmonaten deutlich höher. Die Übersicht faßt dies zusammen:

Pentamidin-Aerosol ein-/zweiwöchentlich zur PcP-Prophylaxe
(Nach Bernard et al. 1988)

Patienten:	191 mit Aids
	– 57 mit 2 PcP-Episoden und mehr
	– 103 mit 1 PcP-Episode
Dosis:	60 mg Pentamidin in aerosol/Woche → 4 Wochen
	danach 60 mg/2. Woche
Dauer:	7 Monate im Mittel (1–11 Monate
Ergebnis:	0,52 PcP/100 Patientenmonate
	1,7 PcP/100 Patientenmonate (in 57 Patienten)
	keine PcP bei anderen Patienten
Nebenwirkungen:	14,3 % der Patienten hatten leichte asthmatische Reaktionen

---

In einer weiteren Studie aus San Francisco (Feigal et al. 1988) wurden die Ergebnisse von 211 Patienten mitgeteilt, die im Mittel 30 mg Pentamidinaerosol alle 2 Wochen über durchschnittlich 158 Tage (5 Monate) erhalten hatten. Von den untersuchten Patienten hatten 51 keine vorangehende PcP-Episode, 125 eine Manifestation, 32 zwei Episoden und 3 Patienten 3 vorangehende Manifestationen. In jeder dieser Gruppen traten Rezidive während der Pentamidinprophylaxe auf (4; 18; 4; 0). Auf der Basis der Kaplan-Meier-Methode wurden folgende kumulative Rezidivrisiken berechnet: Nach einem Monat 1,4 %, nach 2 Monaten 1,9 %, nach 3 Monaten 3,1 %, nach 4 Monaten 6,8 % und nach 5 Monaten 9,9 %. Dies entspricht einem Drittel der Rezidivrate einer historischen Kontrollgruppe.

Hinsichtlich der Nebenwirkungen der Pentamidinaerosolapplikation in der Prophylaxe wurde bei der geringen Dosis von den Patienten vorwiegend über bittere bzw. metallische Geschmacksensationen geklagt sowie auch von etwa 10–25 % der Patienten über bronchospastische Reaktionen. Die letzte Reaktion kann offensichtlich durch die vorangehende Gabe eines β_2-Stimulators (z.B. Salbutamol) weitgehend verhindert werden (Smith et al. 1988).

In San Francisco wurden 1988 (G. S. Leoung et al.) die Ergebnisse der Pentamidin-Prophylaxe bei insgesamt 438 Patienten zusammengefaßt. Diese Patienten stammten aus 12 Behandlungszentren und erhielten entweder 30 mg Pentamidin alle 2 Wochen, 150 mg alle 2 Wochen oder 300 mg alle 4 Wochen mittels eines Respigard II-Inhalationsgerätes über jeweils 30 Minuten. Unerträgliche Hautreaktionen waren Husten (25 %–30 mg/2. Woche, 34 %–150 mg/2. Woche, 34 %–300 mg/4. Woche), Giemen (10 %–30 mg, 14 %–150 mg, 14 %–300 mg) sowie metallischer Geschmack (11 %–30 mg, 16 %–150 mg, 20 %–300 mg). Bei einer mittleren Behandlungszeit von 108 Tagen ergab sich eine PcP-Relaps-Rate von 7 % (12 Patienten), von denen 10 Rezidive bei Patienten nach abgelaufener PcP auftraten.

Zusammenfassend kann auf der Basis der bisher mitgeteilten Studienergebnisse von einer wirksamen Prophylaxe mit Pentamidinaerosol ausgegangen werden, wobei Dosierungen zwischen 30 bzw. 60 mg 2wöchentlich oder 300 mg einmal monatlich bisher untersucht wurden. Eine wissenschaftlich überzeugende prospektive randomisierte Studie, die die einzelnen Prophylaxemöglichkeiten (Cotrimoxazol, AZT allein, AZT + Pentamidin und andere) vergleicht, liegt jedoch bisher noch nicht vor.

Therapie

Cotrimoxazol und parenterales Pentamidin sind wirksame Behandlungsformen, um Pneumocystis carinii Pneumonien bei Aids-Patienten in 70–80 % der Manifestationen zu behandeln (Kovacs u. Masur 1988). Beide Therapieformen sind allerdings mit einer hohen Frequenz von Unverträglichkeitsreaktionen verbunden. Dieses war der Grund, nach Alternativbehandlungsformen zu suchen, wie sie in Tabelle 1 dargestellt sind. Die Behandlung mit Pentamidinisethionat Aerosol war dabei von besonderem Interesse, nachdem eine optimale Teilchengröße (0,5–3 µm) mittels adäquater Inhalationsgeräte gesichert werden konnte. In 2 bisher

Tabelle 1. Mögliche Substanzen zur Therapie oder Prophylaxe der PcP. (Nach Kovacs u. Masur 1988)

Therapie	Prophylaxe
Gesichert:	
TMP-SMZ (i. v., oral)	TMP-SMZ (oral)
Pentamidinisethionat (i. v.)	
Pyrimethamin-Sulfadiazin (oral)	
Noch in Studien:	
Pentamidinisethionat (Aerosol)	Pentamidinisethionat (Aerosol)
Dapsone (oral)	Dapsone (oral)
Dapsone-TMP (oral)	Dapsone-TMP (oral)
Trimetrexate (i. v., oral?)	
Difluoromethylornithin (i. v., oral)	
Clindamycin-Primaquine (oral)	

publizierten Studien an PcP-Patienten mit leichtem bis mittelschwerem Verlauf konnte die Wirksamkeit dieses therapeutischen Prinzips nachgewiesen werden (Conte et al. 1987; Montgomery et al. 1987). Mit einer täglichen Dosis von entweder 4 mg/kg oder 600 mg konnten Erfolgsquoten bei 13 von 15 (87 %) bzw. 9 von 13 (70 %) der Patienten erreicht werden. Schwere Nebenwirkungen wurden in diesen Studien nicht berichtet; bei Rauchern kann allerdings ein Bronchospasmus auftreten, und auch die typische Hypoglykämie wurde vereinzelt beobachtet.

In Fortsetzung der Therapiestudie aus dem Jahre 1987 berichteten Conte et al. (1988 b) über 11 Aids-Patienten mit einer milden bis mäßigen PcP ($p_aO_2 \geq 55$ mm Hg $\triangleq 7,3$ k) die täglich 600 mg Pentamidinaerosol erhielten. Bei 9 dieser 11 Patienten trat ein therapeutischer Erfolg ein, allerdings boten 3 dieser 9 ein Rezidiv, und zwar eine, 1,5 und 2 Wochen nach Behandlungsende. Die folgende Übersicht zeigt eine Zusammenfassung:

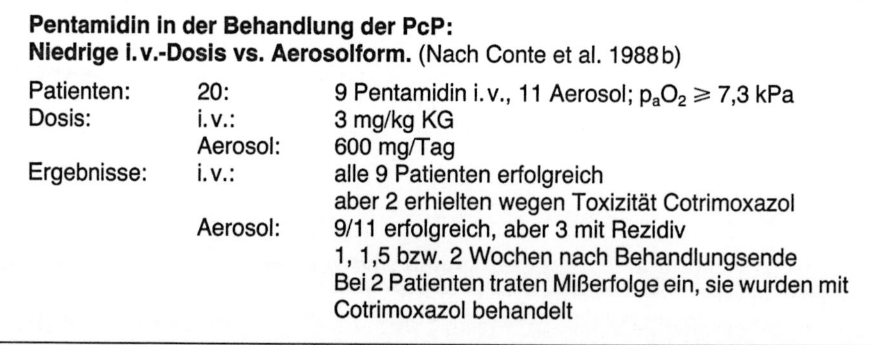

Ein weiterer besonderer Aspekt der Pentamidinaerosoltherapie wurde von Montgomery et al. (1988 b) untersucht, der diese Behandlungsform als Reservetherapie bei Unverträglichkeit auf Cotrimoxazol bzw. parenterales Pentamidin bei 10 Patienten darstellte. Jeder Patient erhielt 600 mg Pentamidin in 6 ml sterilem

H_2O täglich über einen „Jet-Nebulator" (mittlere Partikelgröße: 1,42 μ). Alle Patienten konnten innerhalb von 4–15 Tagen klinisch und radiologisch erfolgreich behandelt werden, wobei der Sauerstoffdruck auf über 70 mm Hg ($\triangleq$ 9,3 kPa) am Ende der Behandlung anstieg. Folgende Übersicht faßt dies zusammen:

<table>
<tr><td colspan="2">Pentamidinaerosol als Reservetherapie der PcP
(nach Montgomery et al. 1988 b)</td></tr>
<tr><td>Patienten:</td><td>10: 6 mit Unverträglichkeit auf Pentamidin i.v.
4 mit Unverträglichkeit auf Cotrimoxazol</td></tr>
<tr><td>Dosierung:</td><td>Pentamidin 600 mg/6 ml H_2O täglich</td></tr>
<tr><td>Ergebnisse:</td><td>Alle 10 Patienten erfolgreich (p_aO_2 > 9,3 kPa)
behandelt innerhalb von 4–15 Tagen</td></tr>
<tr><td>Folgerung:</td><td>Pentamidin Aerosoltherapie als Reservebehandlung bei Unverträglichkeit von Cotrimoxazol oder Pentamidin i.v. möglich</td></tr>
</table>

Allerdings gibt es auch negative Berichte über den therapeutischen Effekt von Pentamidinaerosol bei der PcP. So hatten Miller et al. (1988) bei 13 behandelten Patienten nur 2 positive therapeutische Ergebnisse. Diese Studie wurde jedoch wegen der ungünstigen Teilchengröße (3,0–6,2 μ) und auch anderer Probleme der Inhalationstherapie kritisiert.

Eine z.Z. in der Bundesrepublik Deutschland und Westberlin laufende prospektive Studie zur Therapie der milden bis mittelschweren Pneumocystis carinii Pneumonie mit 300 mg Pentamidinaerosol täglich ergab ebenfalls noch einige ungeklärte Probleme. So ist die Definition der milden PcP noch nicht exakt genug umrissen, die Dosis von 300 mg Pentamidin täglich könnte zu niedrig liegen, und darüber hinaus müssen noch weitere Erfahrungen bezüglich der Unverträglichkeitsreaktionen möglichst mit „Drug Monitoring" gesammelt werden (siehe Beitrag Meyer, Dietrich in diesem Buch).

Insgesamt scheint die Pentamidin Aerosoltherapie der leichten PcP als Alternativbehandlung bei Unverträglichkeit gegenüber der Standardtherapie möglich zu sein. Allerdings sollten noch weitere exakte Parameter zur Definition des Schweregrades dieser Pneumonie (z.B. LDH-Spiegel, $D_{Aa}O_2$ u.a.) vorgenommen werden.

Zusammenfassung

In der Therapie und Prophylaxe der Pneumocystis carinii Pneumonie bei Aids-Patienten ist ohne Zweifel die Entwicklung von wirksamen und insbesondere besser verträglichen Behandlungskonzepten notwendig. Pentamidin in Aerosolform ist nach den bisher vorliegenden Daten für die *Prophylaxe* eine brauchbare und ausreichend gut verträgliche Substanz, soweit optimale Applikationsbedingungen (Teilchengröße, Broncholytika) gewährleistet sind. Allerdings fehlen noch prospektive kontrollierte Studien hinsichtlich der Überlegenheit bzw. besseren Verträglichkeit im Vergleich zu Standardverfahren.

In der *Therapie* der PcP kann Pentamidin in Aerosolform z. Z. nur sehr zurückhaltend empfohlen werden, da noch wesentliche Daten zur exakten Definition der milden PcP, zur optimalen Dosierung und zu einigen Verträglichkeitsproblemen fehlen.

Literatur

Bernard EH, Schmitt HJ, Lifton AM, Dichmeyer M, Seltzer M, Armstrong D (1988) Aerosol pentamidine prevents PcP among patients with Aids. (28. ICAAC, Los Angeles, October 1988, abstr 1118)

Conte JE, Upton RA, Phelps RT, Wofsy CB, Zurlinden E, Lin ET (1986) Use of a specific and sensitive assay to determine pentamidine pharmacokinetics in patients with Aids. J Infect Dis 154: 923–929

Conte JE, Hollander H, Golden JA (1987) Inhaled or reduced dose intravenous pentamidine for pneumocystis carinii pneumonia. A pilot study. Ann Intern Med 107: 495–498

Conte JE, Chernoff JRD, Feigal D, Hollander H, Golden J (1988a) Once monthly inhaled pentamidine for the prevention of pneumocystis carinii pneumonia. (28. ICAAC, Los Angeles, October 1988, abstr 1111)

Conte JE, Chernoff D, Feigal D, Joseph P, McDonald C, Golden J (1988b) A randomized trial of low dose intravenous (LDIV) or inhaled pentamidine for the treatment of mild pneumocystis carinii pneumonia. (28. ICAAC, Los Angeles, 1988, abstr 1112)

Debs RJ, Bumenfeld W, Brunette EN et al. (1987a) Successful treatment with aerolized pentamidine of pneumocystis carinii pneumonia in rats. Antimicrob Agents Chemother 31: 38–41

Debs RJ, Straubinger BM, Brunette EN (1987b) Selective enhancement of pentamidine uptake in the lung by aerosolization and delivery in liposomes. Am Rev Respir Dis 135: 731–737

Feigal DW, Kandal K, Fallat R (1988) Pentamidine aerosol prophylaxis for pneumocystis carinii pneumonia (PcP): Efficacy in 211 Aids and ARC patients. (28. ICAAC, Los Angeles, October 1988; abstr 1113)

Fischl M, Dickinson GM, La Voie L (1988) Safety and efficacy of sulfamethoxazole and trimethoprim chemoprophylaxis for pneumocystis carinii pneumonia in Aids. JAMA 259: 1185–1189

Girard PM, Brun-Pascand M, Fannotti R, Tamisier L, Keonbaum S (1987) Pentamidine aerosol in prophylaxis and treatment of murine pneumocystis carinii pneumonia. Antimicrob Agents Chemother 31: 978–981

Gordin FM, Simon GL, Wofsy CB, Mills J (1984) Adverse reactions to trimethoprim-sulfamethoxazole in patients with the acquired immunodeficiency syndrome. Ann Int Med 100: 495–499

Hughes WT, Feldman S, Chaudhary SC, Ossi MJ, Cox F, Sanyal SK (1978) Comparison of pentamidine isethionate and trimethoprim-sulfamethoxazole in the treatment of pneumocystis carinii pneumonia. J Pediatr 92: 285–291

Hughes WT, Riveras GK, Schell MJ, Thornton D, Lott Z (1987) Successful intermittent chemoprophylaxis for pneumocystis carinii pneumonitis. N Engl J Med 316: 1627–1632

Kovacs JA, Masur H (1988) Pneumocystis carinii pneumonia: Therapy and prophylaxis. J Infect Dis 158: 254–259

Leoung GS, Montgomery AB, Abrams DA, Corkery K, Wardlaw L, Feigal DW (1988) Aerosol pentamidine for Pneumocystis carinii (PcP) pneumonia: A randomized trial of 439 patients. (4. Aids-Conference Stockholm, June 1988, abstr 7166)

Maculu DR, Waalkes TP (1975) Interaction between aromated diamicines and nucleic acids, passive implications for chemotherapy. J Natl Cancer Inst 54: 305–309

Miller RT, Godfrey-Faussett P, Semple SJG (1988) Nebulised pentamidine is not an effective therapy for Pneumocystis carinii pneumonia. (4. Aids-Conference Stockholm, June 1988, abstr 7173)

Montgomery AB, Debs RJ, Luce JM et al. (1987) Aerosolized pentamidine as sole therapy for pneumocystis carinii pneumonia in patients with acquired immunodeficiency syndrome. Lancet I: 1477–1479

Montgomery AB, Debs RC, Luce JM et al. (1988a) Selective delivery of pentamidine to the lung by aerosol. Am Rev Respir Dis 137: 477–478

Montgomery A, Luce J, Clement M, Corkery K, Turner J, Debs R, Hopewell P (1988b) Aerolized pentamidine as second-line therapy for pneumocystis carinii pneumonia. (28. ICAAC, Los Angeles, October 1988, abstr 1114)

Sands M, Kron MA, Brown RB (1985) Pentamidine: A review. Rev Infect Dis 7: 625–634

Sattler FR, Cowan R, Nielsen DM, Ruskin J (1988) Trimethoprim-sulfamethoxazole compared with pentamidine for treatment of pneumocystis carinii pneumonia in the acquired immuno-deficiency syndrome. Ann Intern Med 109: 280–287

Shelhammer JH, Ognibene P, Macher AM et al. (1984) Persistence of pneumocystis carinii in lung tissue of acquired immunodeficiency syndrome patients treated for pneumocystis pneumonia. Am Rev Respir Dis 130: 1161–1165

Smith DE, Herd D, Gazzard BG (1988) Reversible bronchoconstriction with nebulised pentami-dine. Lancet II: 905

Stover DE, White DA, Romano PA, Gellene RA, Robeson WA (1985) Spectrum of pulmonary diseases associated with the acquired immune deficiency syndrome. Am J Med 78: 429–434

Walzer PD, Perl DP, Krogstad DJ, Rawson PG, Schultz MG (1974) Pneumocystis carinii pneumonia in the United States: Epidemiologic, diagnostic, and clinical features. Ann Intern Med 80: 83–93

Western KA, Perera DR, Schultz MG (1970) Pentamidine isethionate in the treatment of pneumocystis carinii pneumonia. Ann Intern Med 73: 695–702

Wharton JM, Coleman DL, Wofsy CB et al. (1986) Trimethoprim-sulfamethoxazole or pentami-dine for Pneumocystis carinii pneumonia in the acquired immunodeficiency syndrome. Ann Int Med 105: 37–44

WHO-Bericht Nr. 9 der Weltgesundheits-Organisation der Vereinigten Nationen zur Aids-Verbreitung in Europa (1986) Aids-Forschung (AIFO) 8: 455–464

Winston DJ, Lau WK, Gale RP, Young LS (1980) Trimethoprim-sulfamethoxazole for the treatment of pneumocystis carinii pneumonia. Ann Intern Med 92: 762–769

Erfahrungen mit Pentamidinaerosol in der Prophylaxe der Pneumocystis carinii Pneumonie (PcP)

S. Staszewski, S. Trinder, R. Müller, K. H. Stimmel, B. Krebs, E. B. Helm

Einleitung

Die PcP war von Anfang an in den USA wie auch in Europa nicht nur die häufigste opportunistische Infektion, sondern bis jetzt auch häufigste Todesursache bei Aids-Patienten. Ohne Behandlung besteht eine 100 %ige Letalität. Durch verbesserte diagnostische und therapeutische Ansätze konnte die Prognose der Patienten deutlich verbessert werden. In diesem Zusammenhang ist die erst kürzlich beschriebene Möglichkeit der Pentamidininhalation besonders zu erwähnen (Montgomery et al. 1987). Im folgenden sollen die Erfahrungen, die in der Frankfurter Universitätsklinik im Hinblick auf PcP-Therapie- und Prophylaxemöglichkeiten gemacht wurden, beschrieben werden.

Bedeutung der PcP

Von 1982 bis Ende 1988 wurden in Frankfurt 328 Aids-Patienten behandelt. Die häufigste Erstmanifestation bei diesen Patienten war die PcP; sie führte in 132 Fällen (40 %) zur Diagnose „Aids". Darüber hinaus entwickelten 30 % der übrigen Patienten eine PcP als Sekundär- bzw. Tertiärmanifestation. Insgesamt haben somit 70 % der in Frankfurt behandelten Aids-Patienten eine PcP durchgemacht.

Durch Verbesserung des diagnostischen und therapeutischen Vorgehens hat sich im gleichen Zeitraum die Prognose der Patienten deutlich gebessert: Während in den ersten 3 Jahren die Letalitätsrate bei 44 % lag, starben 1986 nur noch 27 %. Seit 1987 liegt die Letalitätsrate von PcP-Erstepisoden zwischen 10 und 15 % pro Jahr; es sieht jedoch so aus, als seien die bisherigen therapeutischen Möglichkeiten ausgeschöpft. Eine signifikante Verbesserung der Behandlungsmöglichkeiten scheint zum gegenwärtigen Zeitpunkt nicht erreichbar zu sein. Damit ist die PcP trotz deutlich verbesserter Prognose weiterhin eine Erkrankung mit hoher Letalität.

PcP unter Zidovudintherapie

Obwohl Zidovudin als antiretrovirale Substanz (früherer Name: AZT) kein Mittel der PcP-Behandlung ist, hat sich die Situation seit dessen Einführung in die

Therapie der Aids-Patienten deutlich verändert. Am auffälligsten ist eine Verlängerung der Überlebenszeit der Patienten nach Überstehen der ersten PcP. Während sie von 1982 bis 1985 median 12,5 Wochen betrug, lag sie 1986 bei 27 Wochen. Bei den seit 1987 mit Zidovudin behandelten Patienten liegt sie mittlerweile bei mehr als 68 Wochen.

Allerdings hat Zidovudin die Inzidenz opportunistischer Infektionen nicht grundsätzlich beeinflußt, obwohl durch die erste AZT-Studie von Fischl et al. (1987) anfänglich dieser Eindruck entstanden war.

Bei den in Frankfurt mit Zidovudin behandelten Patienten wurden im Rahmen einer Langzeitbeobachtung (Stille et al. 1988) sämtliche Manifestationen des Aids beobachtet, darunter PcP, nekrotisierender Herpes, CMV-Chorioretinitis, Kaposi-Sarkom, Soorösophagitis, Mykobakteriosen, ZNS-Toxoplasmose, Lymphome, Kryptokokkenmeningitis, Kryptosporidienenteritis. Von 185 mit Zidovudin behandelten Patienten haben 32 (17%) eine PcP entwickelt. Von 164 bei diesen Patienten beobachteten opportunistischen Infektionen entfielen 20,7% auf die PcP. Von 50 Patienten, die vor Behandlungsbeginn eine PcP durchgemacht hatten, entwickelten 40% unter Zidovudin ein bzw. mehrere Rezidive; in 12 Fällen trat die PcP erstmalig nach bereits begonnener Zidovudintherapie auf. Wie auch bei den nicht mit Zidovudin behandelten Patienten war somit die PcP weiterhin die häufigste opportunistische Infektion.

Eine auffällige Häufung der PcP-Fälle fand sich zwischen dem 200. und 300. Behandlungstag mit Zidovudin. Von 121 Patienten, die mindestens 200 Tage mit der Substanz behandelt worden waren, erkrankten zu diesem Zeitpunkt 17%, während zuvor weniger als 5% eine PcP entwickelt hatten (Abb. 1). Dies entspricht den zuvor gemachten Beobachtungen, wonach die Wirkung von Zidovudin nach ca. 200 Behandlungstagen nachläßt und Spättoxizitätsymptome auftreten. Während Zidovudin den Allgemeinzustand der Patienten zunächst deutlich verbessert, treten um den 200. Behandlungstag verstärkt Nachtschweiß, Abgeschla-

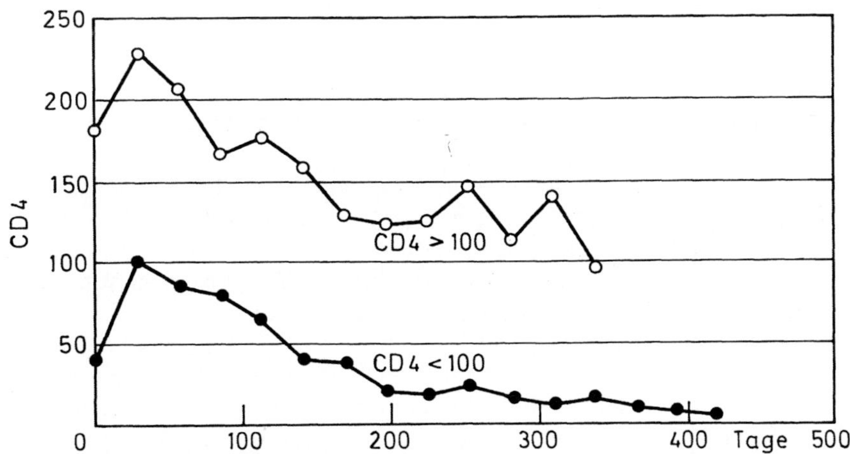

Abb. 1. CD4-Verlauf unter AZT-Behandlung –·– Serie A
(n = 90–11) –×–×– Serie B (n = 58–6)

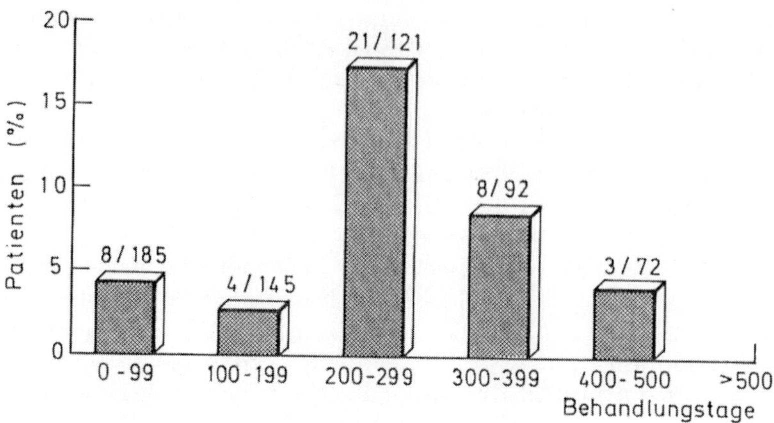

Abb. 2. Zeitpunkt des Auftretens einer PcP unter AZT-Behandlung: ▓ Serie 1

genheit, Gewichtsverlust und schwere Myalgien auf (Staszewski et al. 1989). Parallel dazu fallen die Helferzellen, die während der ersten Behandlungsmonate auf das Doppelte angestiegen waren, unter ihren Ausgangswert ab (Abb. 2). Charakteristischerweise tritt die PcP nach Abfallen der Helferzellen auf. Es ist somit festzuhalten, daß Zidovudin das Auftreten der PcP zeitlich verzögern, aber nicht verhindern kann. Die Ergebnisse von Fischl (1987) sind am ehesten durch die kurze Beobachtungszeit von 24 Wochen zu erklären.

In Anbetracht dieser Situation erscheint es vorrangig, der PcP prophylaktisch entgegenzuwirken. Bisher war eine Prophylaxe hauptsächlich mit den Substanzen Trimethoprim-Sulfamethoxazol, Pyrimethamin-Sulfadoxin oder Pentamidin i.m. möglich. Da diese Substanzen häufig toxische und allergische Nebenwirkungen hervorrufen, ist ihre Akzeptanz gering. Darüber hinaus ist ihre Kombination mit Zidovudin problematisch.

Erste Erfahrungen mit der Pentamidinaerosolprophylaxe

Die Möglichkeit, Pentamidin als Aerosol zu inhalieren, hat die Situation grundsätzlich geändert. Tierversuche wie auch Therapiestudien haben gezeigt, daß inhaliertes Pentamidin zwar in den Alveolen angereichert, jedoch nur in geringem Maße systemisch resorbiert wird, wodurch die bekannten toxischen Nebenwirkungen der Substanz vermieden werden (s. Beitrag Vöhringer in diesem Buch). Die Wirksamkeit der prophylaktischen Anwendung geht aus mehreren Studien hervor (s. Beitrag Lode in diesem Buch). Allerdings bleibt eine Reihe von Fragen noch offen (Dauer der Wirksamkeit, Dosierung von Pentamidin, Einfluß unterschiedlicher Inhalationsgeräte auf die Wirksamkeit, Langzeittoxizität). Erste Erfahrungen mit der Pentamidininhalation als Prophylaxe der PcP wurden in Frankfurt im Rahmen zweier Studien gesammelt.

Bei *Studie 1* handelt es sich um eine multizentrische Studie mit dem Ziel der Dosisfindung bei Patienten, die bereits eine erste PcP durchgemacht haben. Verglichen wird die Wirksamkeit von 60 mg in 14tägigen Abständen mit der von 300 mg in 4wöchigen Abständen. Bisher wurden 46 Patienten in die Studie aufgenommen. Bereits jetzt kann festgestellt werden, daß die Substanz in beiden Dosierungen gut vertragen wird. Über die Wirksamkeit lassen sich z. Z. wegen der erst kurzen Verlaufszeit von maximal 7 Monaten noch keine Aussagen machen.

Studie 2 ist eine offene Studie und dient der Ermittlung der Effektivität und Verträglichkeit einer Primär- und Sekundärprophylaxe einer PcP mit inhaliertem Pentamidin. Ein Teil der Patienten erhält zusätzlich Pyrimethamin-Sulfadoxin zur Prophylaxe der ZNS-Toxoplasmose. Die Dosierung des Pentamidins beträgt jeweils 200 mg an 4 aufeinanderfolgenden Tagen, danach 200 mg in 14tägigen Abständen. Als Vernebler dient Respigard II. Bisher sind 63 Patienten in die Studie aufgenommen worden, wovon 30 bereits vor Beginn der Prophylaxe eine PcP durchgemacht haben. Als Indikation für die Inhalationsprophylaxe gilt eine Helferzellzahl $< 150/\mu l$. Die mediane Helferzellzahl bei den Patienten dieser Studie liegt bei 34. Als vorläufiges Ergebnis der im August dieses Jahres angelaufenen Studie läßt sich festhalten: Bisher wurde keine PcP bei Patienten, die mit der Inhalation begonnen haben, beobachtet. Seit Beginn der Studie wurden im Zentrum für Innere Medizin 20 Patienten mit einer akuten PcP behandelt; diese Patienten hatten jedoch keine Prophylaxe erhalten.

Die Substanz wird in der angewandten Dosierung gut vertragen. Nur 2 Patienten brauchten wegen eines starken Hustens einen zusätzlichen Bronchodilatator. Systematische Nebenwirkungen wie Blutzuckerabfall und Erhöhung der Amylase, wie sie bei i. m.- oder i. v.-Gabe der Substanz auftreten, wurden in keinem Fall beobachtet. Die jeweils vor und nach Inhalation gemessene Vitalkapazität zeigte keine pathologischen Veränderungen.

Sollte sich die Wirksamkeit der Pentamidinprophylaxe auch bei längerer Beobachtungsdauer bestätigen, so ist als nächstes Ziel die Akzeptanz dieser Therapieform in der Heimtherapie zu prüfen.

Literatur

Fischl MA, Richmann DD, Grieco MH et al. (1987) The efficacy of Azidothymidine (AZT) in the treatment of patients with Aids and Aids-related Complex. N Engl J Med 317: 185–191

Montgomery AB, Luce JM, Turner J et al. (1987) Aerosolised pentamidine as sole therapy for pneumocystis carinii pneumonia in patients with acquired immunodeficiency syndrome. Lancet 2: 480–482

Staszewski S, Helm EB, Luxem J, Friebe C, Stille W (1989) Langzeiterfahrungen mit Zidovudin. (Abstr Nr 334, 2. Deutscher Aids-Kongreß)

Stille W, Staszewski S, Luxem J et al. (1988) First experiences with AZT in Frankfurt. (Abstr Nr 3612, IV International Conference on Aids, Stockholm)

Frage: Sie haben vom Absinken der Vitalkapazität unmittelbar nach der Inhalation berichtet, andererseits aber gesagt, daß Sie nur bei zwei Patienten Bronchodilatatoren einsetzen. Wir sollen darüber nachdenken, Bronchodilatatoren obligat zu geben, nicht nur, weil man das Absinken der Vitalkapazität verhindert, sondern weil man wahrscheinlich die Deposition in der Lunge verbessert.

Antwort: Bei uns inhalieren inzwischen über 100 Patienten, und ich kann sagen: die Nebenwirkungen sind äußerst gering. Ich glaube, daß wir das vertreten können, Pentamidin als Prophylaktikum ohne vorherige Salbutamolgabe inhalieren zu lassen. Patienten, die nach der Erstinhalation einen asthmoiden Zustand bekommen, würden dann von uns Salbutamol bekommen. Aber ich sehe zur Zeit keinen Grund, dies als Standardtherapie einzuführen.

Kommentar: Es gibt vielleicht zwei Punkte dazu. Das Absinken der Vitalkapazität hat sicher nichts mit der Bronchokonstriktion zu tun. Sicher ist das keine klinisch relevante Nebenwirkung, die etwa bei 95% auftritt, aber etwa 5% unserer Population reagieren doch asthmatisch. Der Punkt ist, daß es schon durch den Reiz einer Kochsalzinhalation zu einer Bronchokonstriktion kommen kann, die die periphere Deposition behindert. Atemphysiologisch betrachtet wäre eine Vorbehandlung daher optimal.

*Erste Ergebnisse der Pentamidinaerosoltherapie
der HIV-assoziierten leichten und mittelschweren
Pneumocystis carinii Pneumonie (PcP)
(im Rahmen einer multizentrischen Studie)*

A. Meyer, M. Dietrich

Einleitung

Die PcP ist die häufigste HIV-assoziierte, lebensbedrohliche opportunistische
Infektion. Sie tritt verschiedenen Berichten zufolge, bei 35–80 % der Patienten
mit Aids auf (Mills 1986; Glatt et al. 1988; Murray et al. 1984). Unsere Erfahrungen am Tropeninstitut Hamburg bei der bisherigen Betreuung von 202 Patienten
im Stadium Aids entsprechen dieser Angabe: Von unseren Patienten entwickelten
96 (47 %) im Rahmen der HIV-Infektion eine oder mehrere Episoden einer PcP.
Für 65 (32 %) Patienten manifestierte die erste PcP den Übergang des Krankheits-
verlaufes definitionsgemäß in das Stadium Aids (Stand 1988).

Die derzeitige Standardtherapie ist Trimethoprim-Sulfamethoxazol (TMP-
SMX) (20 bzw. 100 mg/kg KG/Tag) oder Pentamidinisethionat (4 mg/kg KG/Tag;
i.m. oder i.v.). Die bei beiden Therapieformen in bis zu 60 % auftretenden
schweren Nebenwirkungen oder Therapieversagen zwingen oft zum Wechsel der
einen Therapieform auf die andere (Marcus et al. 1986). Die bisher vorliegenden,
zahlenmäßig sehr begrenzten, experimentellen klinischen Studien mit Eflornithine, Dapsone und Trimetrexat wiesen bisher weder in ihrer Wirksamkeit noch in
ihrer Verträglichkeit eine überzeugende Überlegenheit gegenüber den Standard-
therapeutika auf (Allegra et al. 1987; Leoung et al. 1986; Gilman et al. 1986). Da
sich die Infektion mit Pneumocystis carinii auf den Alveolarraum beschränkt,
konnte im Tierversuch eine erfolgreiche Behandlung der PcP mit Pentamidin als
Aerosol gezeigt werden (Debs 1987; Girard et al. 1987). Der Wirkungsmechanismus des Pentamidin ist nicht vollständig geklärt (Goa u. Campoli-Richards 1987).
In der bronchoalveolären Lavage finden sich nach Aerosolanwendung hohe Medi-
kamentenspiegel; die nachweisbaren Plasmaspiegel sind sehr gering, insbesondere
verglichen mit denen bei der parenteralen Applikation (Conte et al. 1987).

In klinischen Therapiestudien erwies sich überwiegend eine gute Verträglichkeit und Effektivität der Pentamidinaerosoltherapie (Conte et al. 1987; Montgo-

---

Teilnehmende Zentren:
– Bernhard-Nocht-Institut für Tropenmedizin, Hamburg, Klin. Abteilg.: M. Dietrich/A. Meyer,
– Auguste-Viktoria-Krankenhaus Berlin: M. L'age/K. Arasteh,
– Klinikum Steglitz Berlin: H. Lode/G. Höffken,
– Universitätskliniken Eppendorf, Hamburg: U. Stellbrink,
– Universitätskliniken Köln: M. Schrappe-Bächer.

mery et al. 1987; Godfrey-Faussett et al. 1988; Girard et al. 1987). Trotz mittlerweile verbreiteter Anwendung dieser Applikationsform zur Therapie und auch zur Prophylaxe der PcP fehlen größere kontrollierte klinische Studien.

In der vorliegenden Arbeit werden die ersten Erfahrungen einer multizentrischen Studie zur Therapie der leichten und mittelschweren HIV-assoziierten PcP mit Pentamidinaerosol vorgestellt.

Methoden

Typ der Studie

Offene, prospektive, nichtvergleichende multizentrische klinische Studie zur Prüfung von Verträglichkeit und Wirksamkeit.

Einschlußkriterien

HIV-positive stationäre Patienten im Alter von über 18 Jahren, bei denen durch den Erregernachweis eine PcP gesichert ist; Körpertemperatur $\geq 37,8\,°C$, mehrfach in den letzten 24 h, sowie ein P_aO_2 von ≥ 55 mm Hg ($\triangleq$ kPa). Das Allgemeinbefinden des Patienten mußte aktives Inhalieren zulassen.

Patientenaufkärung

Die schriftliche Zustimmung des Patienten zur Teilnahme an der Studie mußte nach eingehender Aufklärung vorliegen ("informed consent").

Ausschlußkriterien

Patienten mit Asthma bronchiale in der Anamnese und/oder unter der Therapie mit β-Blockern; schlechter Allgemeinzustand, der die Lebenserwartung auf nur wenige Wochen beschränkt; eine andere akut lebensbedrohliche Infektion als die gegenwärtige PcP; Einnahme anderer Medikamente, die gegen eine PcP wirksam sind.

Abbruchkriterien

Schwere unerwünschte Nebenwirkungen; keine klinische Verbesserung nach den ersten 7 Behandlungstagen; bei offensichtlicher Verschlechterung konnte die Inhalationstherapie jederzeit abgebrochen und eine andere Therapie eingeleitet werden.

108

Definition einer erfolgreichen Therapie

Entfieberung; keine subjektive Dyspnoe; normaler P_aO_2; deutliche Verbesserung des radiologischen Befundes; Rezidivfreiheit in der 4wöchigen Nachbeobachtung.

Behandlungsschema

Alle 24 h Inhalation von 300 mg Pentamidinisethionat, in 6 ml destilliertem Wasser aufgelöst; Dauer der Inhalation: 20–30 min; Applikation über den Einmalvernebler Respigard II mit einem Flow von 5–7 l O_2/min (Abb. 1). Behandlungsdauer 21 Tage.

Untersuchungsprogramm während der Studie

An den Tagen 0, 4, 8, 12, 16 und 21 erfolgen pneumologische, hämatologische, laborchemische sowie klinische Untersuchungen.

Ergebnisse

In die Studie gingen bisher 32 Patienten ein. Vier Patienten sind nach Beginn der Therapie wieder ausgeschlossen worden, da sich der anfängliche klinische Verdacht einer PcP bronchoskopisch in Histologie oder Lavage nicht bestätigen ließ. Unter den verbleibenden 28 Patienten war in 17 Fällen (61 %) ein Therapieerfolg zu verzeichnen, der definitionsgemäß eine Rezidivfreiheit 4 Wochen nach Abschluß der Therapie beinhaltet (Tabelle 1). In einem Fall trat ein Frührezidiv auf. In 9 Fällen war die Inhalationstherapie nicht erfolgreich; im Sinne eines Frühversagens wurde die Therapie bei 4 Patienten nach maximal 8 Tagen abgebrochen; bei 5 Patienten führte Wiederauftreten von Fieber und Verschlechterung nach anfänglicher klinischer Verbesserung zum Abbruch. Ein Fall ist als Teilerfolg zu werten, da trotz klinischer Besserung und Anstieg des P_aO_2 von anfänglich 79 mm Hg auf 90 mm Hg am 21. Therapietag jedoch weiterhin ausgedehnte interstitielle Infiltrate röntgenologisch darstellbar waren und die Blutsenkungsgeschwindigkeit (BSG) und die Laktatdehydrogenase (LDH) noch keine weitgehende Normalisierung anzeigten (Abb. 4).

Therapieerfolge, Teilerfolg und Frührezidiv zusammengefaßt ergeben eine Ansprechrate bei 69 % der behandelten Patienten. Der mittlere P_aO_2 vor Therapie betrug in der Gruppe der Therapieerfolge (n = 17) 82 ± 18 mm Hg (median 78 mm Hg); in der Gruppe der Therapieversager (n = 10) 73 ± 17 mm Hg (median 65 mm Hg). Ein signifikanter Unterschied besteht nicht (Wilcoxon-Rangsummentest; p > 0,1).

Aus den Parametern Zeitspanne von Einsetzen der Symptomatik bis Therapiebeginn, HIV-assoziierte Vor- bzw. Begleiterkrankungen und röntgenologischer Ausgangsbefund läßt sich kein Rückschluß auf Therapieerfolg oder Mißerfolg ableiten.

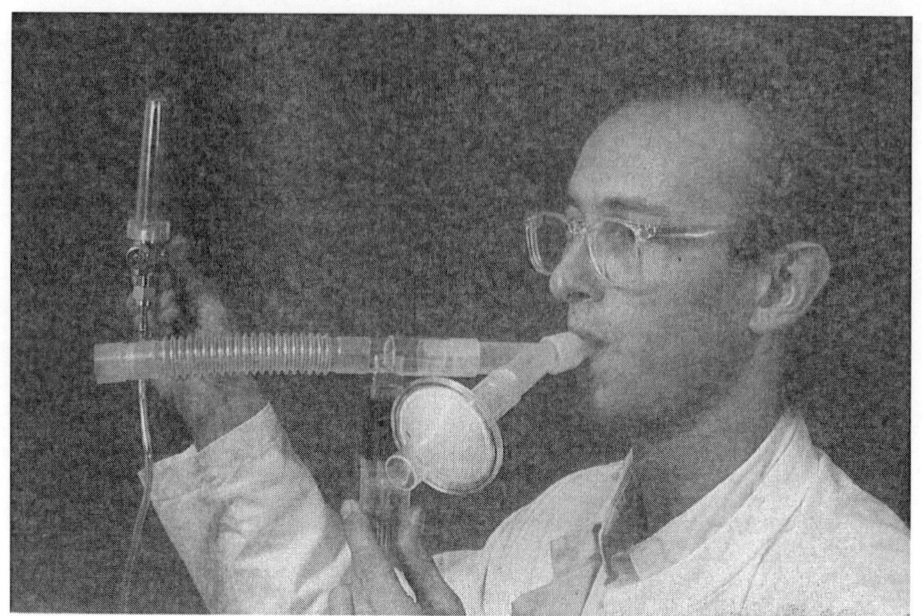

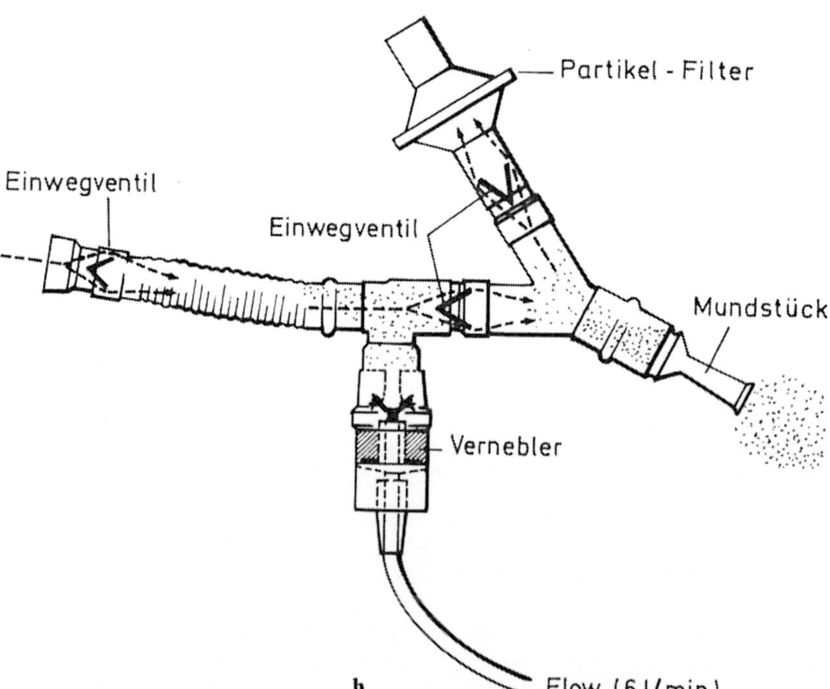

a

b

Abb. 1a, b. **a** Demonstration der Inhalation; **b** Schema des Verneblers

110

Tabelle 1. Ergebnisse und klinische Daten bei der Pentamidin Aerosoltherapie der leichten und mittelschweren PcP, *KS* Kaposi-Sarkom, *PcP* Pneumocystis carinii Pneumonie, *TOX* Toxoplasmose, *SÖ* Soorösophagitis, *NHL* Non-Hodgkin-Lymphom, *CMV-Ret* CMV-Retinitis, *MAI* Mycobacterium-avium-Infektion, *HL* Haarzell-Leukoplakie, *TP* Thrombopenie, *Crypt/Men.* Cryptokokkose Meningitis

Patientengruppe	Alter (Jahre)	HIV-assoziierte Vor-/Begleiterkrankung	p_aO_2 [mm Hg] vor / nach Therapie		Bakterielle Begleitinfekte der Lunge	Röntgen[a] vor / nach Therapie Index		Temperatur vor Therapie [°C]	Dyspnoe[b] vor / nach Therapie Index		Zeitspanne (Tage) bis Therapiebeginn	Vital-Kapazität [%] vor Therapie
Gesamt (n = 28)	39 ± 9	–	79 ± 17	87 ± 19	1,6 ± 0,8 8mal	1,6 ± 0,8	1,1 ± 1,1	39 ± 0,8	1,5 ± 1,1	0,8 ± 1,1	16,4 ± 10 (n = 24)	75 ± 18 (n = 17)
Therapieerfolg (n = 17)	39 ± 10	KS (6mal), PcP (4), TOX (2), CMV-Ret. (2), MAI (1), NHL (1), Crypt/Men. (1), SÖ (3), HL (1)	82 ± 18	91 ± 19	5mal: Klebsiella (1), Pneumokokken (1), Proteus (1), kein Erregernachweis (2)	1,5 ± 1,0	0,3 ± 0,6	38,8 ± 0,8 5 ± 3 Tage zur Entfieberung	1,6 ± 1,1	0,5 ± 0,8	16,2 ± 9	82 ± 17 (n = 10)
Teilerfolg (n = 1)	46	–	79	90	–	2	2	6 Tage zur Entfieberung	1	0–1	–	66
Therapieversagen (n = 10)	40 ± 9	KS (2), PcP (3), MAI (1), TOX (1), TP (1)	73 ± 17	63 ± 16 (n = 6)	3mal je Zeichen bakterieller Infekt, kein Erreger identifiziert	1,7 ± 0,2	2,1 ± 1,0	39,3 ± 0,7	1,4 ± 1,1	1,6 ± 1,5	16,8 ± 13	63 ± 16 (n = 6)

Index:
[a]0: keine Veränderung
1: geringe perihiläre/perikardiale Veränderung
2: ausgedehntere/mäßige Veränderung
3: ausgeprägte Veränderung
4: massive Veränderung

Index:
[b]0: keine Dyspnoe
1: Gang verlangsamen
2: Stop nach 100 m
3: Stop beim Ankleiden
4: Ruhedyspnoe

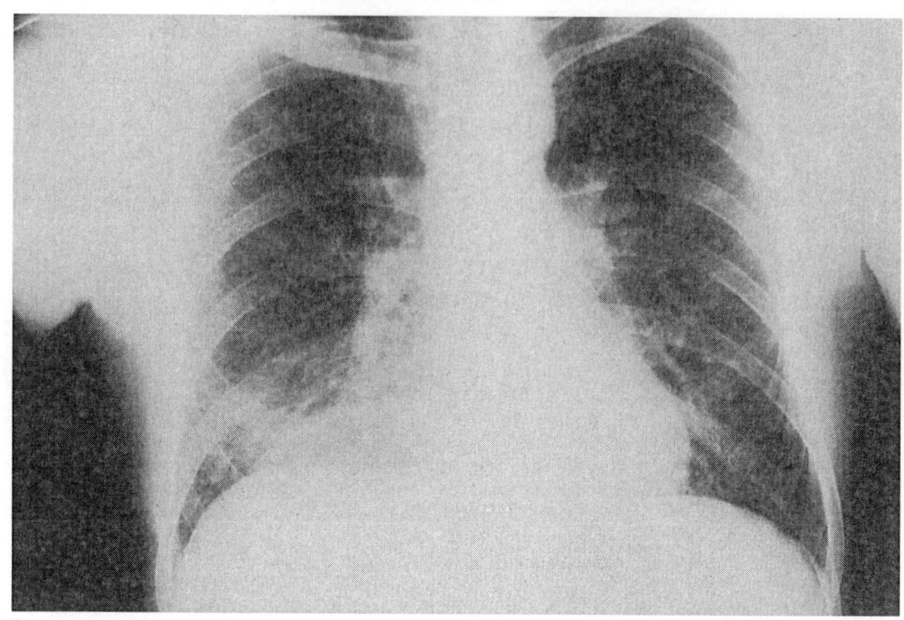

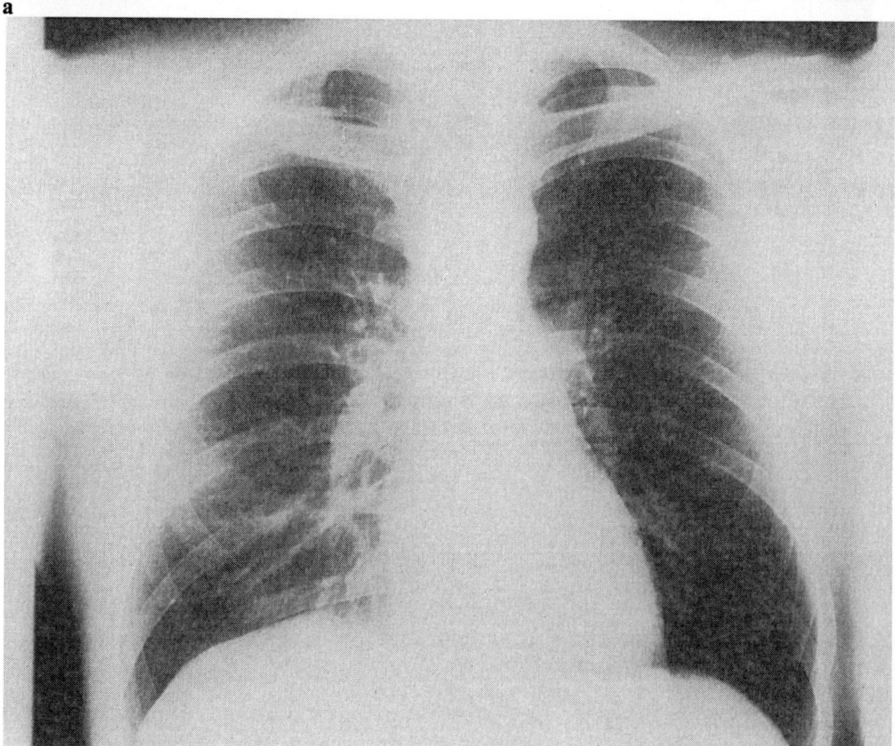

Abb. 2a, b. Thoraxröntgenaufnahme p.a. bei einem Fall von Therapieerfolg; **a** vor Therapie: $p_aO_2 = 77$ mm Hg, VK $= 86\%$; **b** nach Therapie

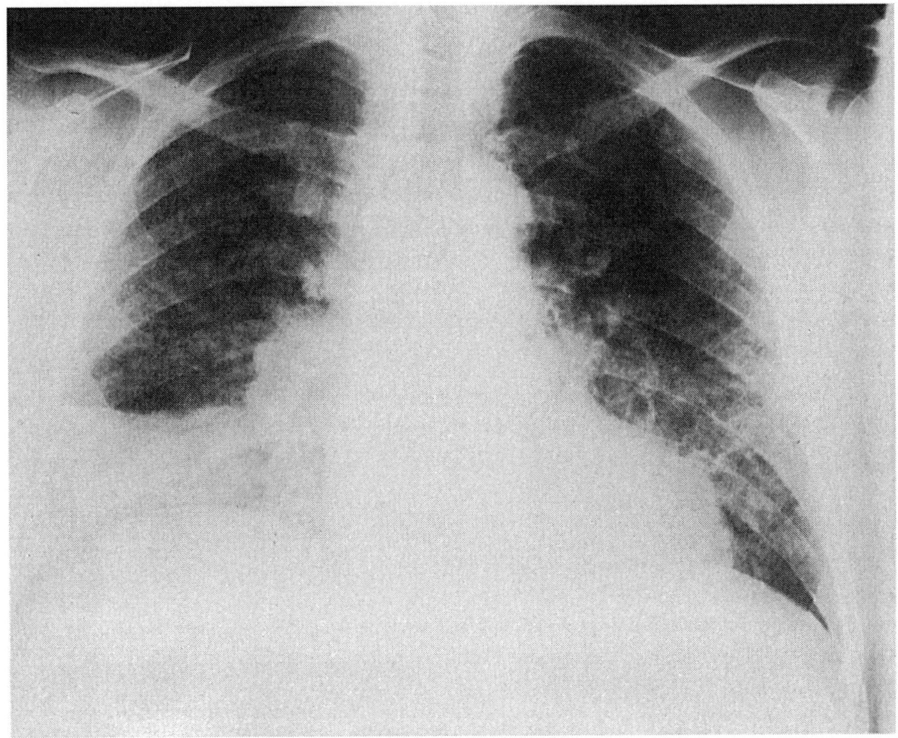

Abb. 3. Thoraxröntgenaufnahme p. a. bei einem Fall von Therapieversagen; Röntgenaufnahme angefertigt bei Abbruch der Therapie; $p_aO_2 = 40$ mm Hg

Sieben der 9 Therapieversager wurden erfolgreich mit TMP-SMX in der hohen Standarddosierung weiter behandelt. In einem Fall führte die Kombination von Tuberkulostatika und Antibiotika (Ciprofloxacin) zum Therapieerfolg.

Verträglichkeit – Toxizität – Akzeptanz

In etwa der Hälfte der Fälle trat während der Inhalation lokal provozierter Hustenreiz auf, der jeweils durch 2- bis 3minütige Unterbrechung der Inhalation ausreichend zurückging. Ein Bronchospasmus von schwerer Ausprägung wurde nicht beobachtet. In den Fällen, bei denen eine Prämedikation mit einem Bronchodilatator erfolgte, trat kein Hustenreiz auf. Der in zwei Drittel der Fälle z. T. als unangenehm empfundene bittere Geschmack während der Inhalation hörte prompt jeweils nach der täglichen Inhalation auf. In Einzelfällen bestand für 2–3 h nach der Inhalation Appetitlosigkeit. In einem Fall trat eine Erythrodermie auf, die auf ein Antihistaminikum zurückging. In Einzelfällen fühlten sich die Patienten nach der Inhalation erschöpft.

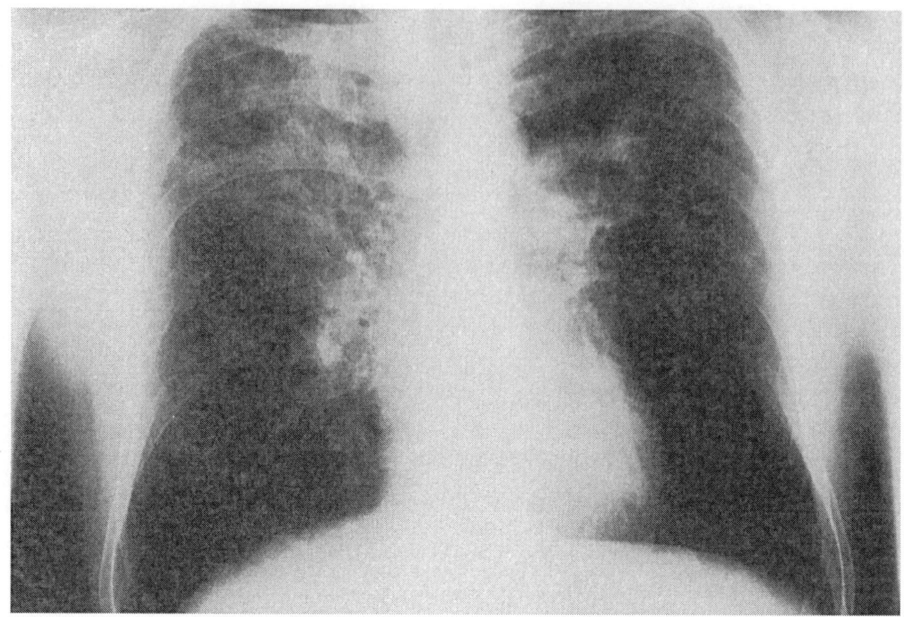

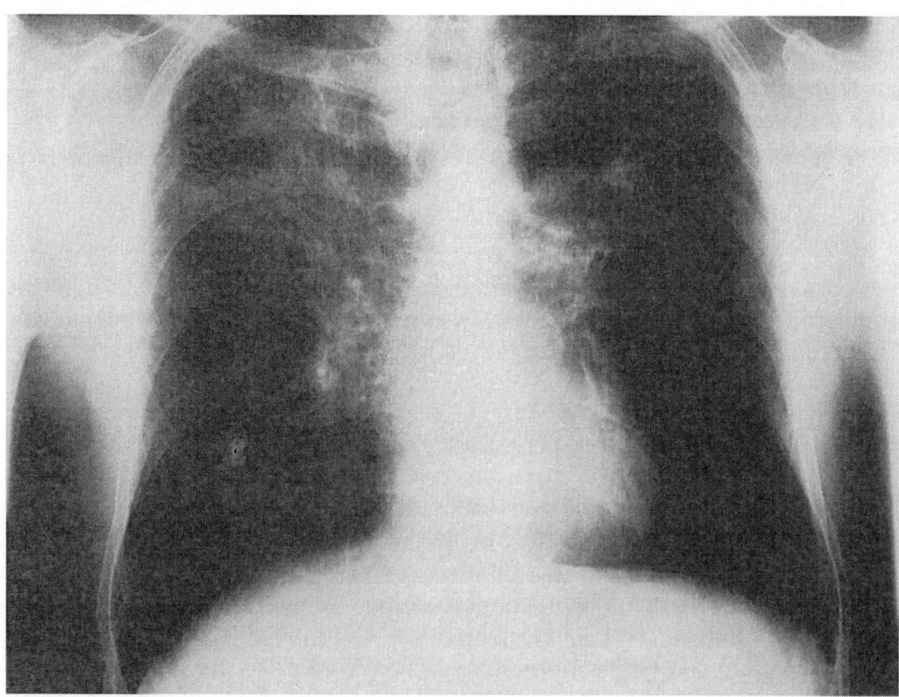

Abb. 4a, b. Thoraxröntgenaufnahme bei einem Fall von therapeutischem Teilerfolg; **a** vor Therapie: $p_aO_2 = 79$ mm Hg, VK = 66%; in Lavage keine Bakterien und keine Pilze nachweisbar; **b** nach Therapie: $p_aO_2 = 90$ mm Hg; anhaltende Entfieberung

Bei einem Patienten traten am 6. Tag der Therapie 22 h nach der letzten Inhalation Fieberanstieg auf 41 °C, Schockzeichen und in den folgenden Tagen eine ADH-refraktäre Polyurie auf; die Kreatininkonzentration war in der Norm; die Inhalationstherapie wurde abgebrochen; unter der anschließenden Therapie mit TMP-SMX kam es zu weiterer klinischer Verschlechterung. Der Patient verstarb unter zunehmender Somnolenz und Verwirrtheit. Der Patient litt zusätzlich an einer zerebralen Toxoplasmose. Eine Zuordnung dieses Verlaufs zur Pentamidininhalation ist toxikologisch unwahrscheinlich. Es ist zwar bekannt, daß es während zu schneller I. v.-Applikation zu einem Blutdruckabfall kommen kann; bei diesem Patienten lag die letzte Pentamidinaerosolgabe jedoch schon 22 h zurück. Auch findet die bekannte Nephrotoxizität bei parenteraler Applikation Ausdruck in einer Kreatininerhöhung, die in diesem Fall nicht bestand. Bei der Sektion fand sich neben einer ausgedehnten PcP histologisch und immunhistologisch eine Infektion mit CMV in Gefäßen, Lunge und Gallengängen. Makroskopisch zeigte sich das Bild des Rechtsherzversagens. Die Nieren waren makro- und mikroskopisch unauffällig.

Danach war als Todesursache das Organversagen bei PcP und CMV-Infektion zu bestimmen.

Toxizitätszeichen bestanden bei keinem Patienten (Hämatologie, klinische Chemie, Klinik).

Die *Akzeptanz* der Methode durch die Patienten war überwiegend gut, z. T. auch sehr gut, da die Patienten das Gefühl eines wesentlichen eigenen Beitrages zu ihrer Therapie hatten. Die Inhalation sollte in den ersten Tagen von einem Arzt oder einer Pflegekraft überwacht und ggf. korrigiert werden, so daß der Patient danach in der Lage ist, sie selbständig vorzunehmen.

Diskussion

Unsere Ergebnisse tragen zu einer weiteren Bewertung der bisher bekannten Erfahrungen in der Therapie der PcP mit Pentamidinaerosol bei.

Die bisher höchste Erfolgsquote von 86 % bei der Behandlung von 15 Patienten weist die Studie von Montgomery et al. (1987) auf; entgegen unserem Studienprotokoll hat diese Arbeitsgruppe die Therapie nicht abgebrochen, wenn in der ersten Woche der Therapie noch keine klinische Verbesserung eintrat. Der Bericht über Therapieversagen bei 11 von 13 Patienten (Godefrey-Faussett et al. (1988) läßt den anfänglichen Schweregrad der PcP nicht erkennen. Zudem scheinen noch strengere Kriterien frühzeitigen Abbruchs vorgelegen zu haben, so daß diese Arbeit nicht als repräsentativ gelten kann. Conte et al. (1987) erreichten bei 9 von 13 Patienten (69 %) mit der Inhalationstherapie einen Therapieerfolg, was mit unseren Ergebnissen vergleichbar ist.

Die ersten Erfahrungen in dem Bericht von Girard et al. (1988) zeigen bei der Inhalation mit dem jetzt nicht mehr verfügbaren Pentamidinmesylat einen Therapieerfolg bei 5 von 10 Patienten.

In den aufgeführten Arbeiten sind keine ernsthaften Nebenwirkungen beschrieben. Auch in der vorliegenden Studie waren keine Toxizitätszeichen, gute Verträglichkeit und gute Akzeptanz zu registrieren. Die Definition einer leichten oder mittelschweren Pneumocystis carinii Pneumonie kann sich nicht nur am P_aO_2 orientieren. Die klinische Einstufung muß folgende weitere Parameter berücksichtigen: Vitalkapazität (VK) als Hinweis auf die erforderliche Compliance; Grad der Leistungsinsuffizienz, der evtl. ergometrisch zu beurteilen ist; Ausprägung der Dyspnoe und der radiologischen Veränderungen. Es sollten als Definition der leichten und mittelschweren PcP die folgenden aufgeführten klinisch-technischen Parameter berücksichtigt werden: $P_aO_2 > 60$ mm Hg; VK $> 70\%$, LDH < 400 U/l; keine Dyspnoe bei geringer Belastung (z. B. beim Ankleiden); kein massiv ausgedehnter radiologischer Befund. Es sollten 4 dieser Parameter erfüllt sein.

In 8 Fällen bestand ein bakterieller Begleitinfekt der Lunge, der jeweils antibiotisch therapiert wurde. Pathogenetisch sind neben der Begünstigung bakterieller Infekte auf die entzündlichen exsudativen Lungenveränderungen der PcP iatrogene Ursachen in Erwägung zu ziehen: lokale Traumatisierung durch Bronchoskopie, Keimeinschleppung durch den oberen Respirationstrakt bei der Bronchoskopie, O_2-bedingte Schädigung der Alveolarmakrophagen und der Filmmerepithelien.

Zusammenfassung

Tägliche Inhalation von 300 mg Pentamidinisethionat über 21 Tage führte bei 17 von 28 (61 %) Patienten mit HIV-assoziierter, leichter und mittelschwerer Pneumocystis carinii Pneumonie (PcP) zu einem Therapieerfolg ohne Rezidiv bei mindestens 4wöchiger Nachbeobachtung. Die Wirksamkeit von Pentamidinaerosol bei der Therapie der leichten und mittelschweren PcP ist nach unseren Erfahrungen bei besserer Verträglichkeit mit der Standardtherapie mit TMP-SMX oder Pentamidin parenteral vergleichbar. Wir empfehlen, die Indikation zur Aerosoltherapie nur in klinischen Zentren zu stellen, die in der Behandlung der HIV-assoziierten PcP erfahren sind.

In zukünftigen therapeutischen Studienkonzepten sollte der klinische Schweregrad der PcP genauer definiert werden; insbesondere bei schweren klinischen Formen ist eine Kombinationstherapie von Pentamidinaerosol mit anderen PcP-wirksamen Medikamenten in Erwägung zu ziehen.

Aktualisierung (Januar 1989):
Nach persönlicher Mitteilung von Frau F. Djebbar, M.D., Fa. Rhône Poulenc, wurde in einer Zwischenauswertung bei insgesamt 53 Patienten aus der europaweiten Studie ein Therapieerfolg bei 37 (70 %) Patienten erzielt.

Literatur

Allegra CJ et al. (1987) Trimetrexate for the treatment of pneumocystis carinii pneumonia in patients with the acquired immunodeficiency syndrome. N Eng J Med 317: 978–985
Conte JE, Hollander H, Golden JA (1987) Inhaled or reduced-dose intravenous pentamidine for pneumocystis carinii pneumonia. Ann Intern Med 107: 495–498

Debs R (1987) Successful treatment with aerosolized pentamidine of pneumocystis carinii pneumonia in rats. Antimicrob Agents Chemother 31: 37–41

Gilman TM et al. (1986) Eflornithine treatment of pneumocystis carinii pneumonia in Aids. Jama 256: 2197–2198

Girard PJ et al. (1988) Ultrasonic nebulised pentamidine for pneumocystis pneumonia. Lancet I: 1165

Girard PM et al. (1987) Pentamidine aerosol in prophylaxis and treatment of murine pneumocystis carinii pneumonia. Antimicrob Agents Chemother 31: 978–981

Glatt A, Chirgwin K, Landesman SH (1988) Treatment of infections associated with human immunodeficiency virus. N Engl J Med 318: 1439–1448

Goa KL, Campoli-Richards DM (1987) Pentamidine isethionate. Drugs 33: 242–258

Godfrey-Faussett P, Miller RF, Semple SJG (1988) Nebulised pentamidine. Lancet I: 645–648

Kovacs JA, Masur H (1988) Pneumocystis carinii pneumonia: Therapy and prophylaxis. J Infect Dis 158: 254–259

Leoung GS et al. (1986) Dapsone-trimethoprim for pneumocystis carinii pneumonia in the acquired immunodeficiency syndrome. Ann Intern Med 105: 45–48

Marcus J et al. (1986) Trimethoprim-sulfamethoxazole or pentamidine for pneumocystis carinii pneumonia in the acquired immunodeficiency syndrome. Ann Intern Med 105: 37–44

Mills J (1986) Pneumocystis carinii and toxoplasma gondii infections in patients with Aids. Rev Infect Dis 8: 1011

Montgomery AB et al. (1987) Aerosolised pentamidine as sole therapy for pneumocystis carinii pneumonia in patients with acquired immunodeficiency syndrome. Lancet II: 480–482

Murray JF et al. (1984) Pulmonary complications of Aids. N Engl J Med 310: 1682–1688

Sattler F (1988) Trimetrexate and leucovorin for pneumocystis carinii pneumonia. (4th International Conference on Aids, Stockholm, June 12–16, abstr)

Auszug aus der Diskussion:

Frage: Vielen Dank für Ihre sehr interessanten Beobachtungen. Allerdings bin ich mit der Beurteilung der Inhalationstherapie doch nicht ganz einverstanden. Sie haben festgestellt, daß die 300 mg-Inhalationstherapie mit Pentamidin-aerosol gleichwertig mit der Standardtherapie ist. Soweit man jetzt feststellen kann, waren von 27 Patienten 10 Patienten Therapieversager. Das ist eine relativ hohe Rate.

Antwort: Möglicherweise ist zu früh abgebrochen worden. Wir hatten während der Studie das Gefühl, daß die Besserung doch langsamer geht als bei anderen Therapien. Außerdem lassen wir jetzt nicht mehr mit 300 mg sondern mit 600 mg pro Tag inhalieren.

Frage: Es wurde heute vormittag gesagt, daß Pneumozysten auch extrapulmonal vorkommen. Wie kann man dann eine Inhalationstherapie rechtfertigen, wenn extrapulmonal (wenn auch nur selten) Pneumozysten vorkommen, effektive Serumspiegel jedoch gar nicht erreicht werden?

Antwort: Ich glaube es ist vordringlich, sich nach den klinischen Aspekten zu richten: wie es dem Patienten geht, ob er Fieber hat, Dyspnoe, etc.; Lymphknoten zu exstirpieren, um zu sehen, ob dort auch noch Pneumozysten sind, halte ich aber für zu weitgehend. Zu dem extra-pulmonalen Befall ist zu sagen, daß er zu selten ist, und wir über seine pathogenetische Bedeutung nichts wissen. Man sollte sich bei der Beurteilung eines Erfolges nach klinischen Kriterien richten.

Kommentar: Es darf auch nicht unbeachtet gelassen werden, daß die bei den Therapieversagern anschließend durchgeführte Cotrimoxazol-Therapie bei allen Patienten letzlich zum Erfolg führt. Auch das ist ein Erfolg: daß es durch die Vorbehandlung und eine zum Teil verkürzte Behandlung mit der Standardtherapie zu einem Ausheilen der Pneumocystis Pneumonie gekommen ist.

Kommentar: Hätten wir eine Vergleichsgruppe in der Studie gehabt, die Cotrimoxazol erhalten hat, hätten wir genau sehen können, ob dort – bei diesen strengen Kriterien in der Studie – ebenfalls eine hohe Quasi-Versagerquote aufgetreten wäre. Mein Eindruck ist (wir haben ja 6 Patienten eingebracht), daß die Patienten doch deutlich verzögert ansprechen, daß wir erst nach etwa 14 Tagen eine deutliche Besserung gesehen haben, während wir normalerweise eine Besserung nach 7–10 Tagen unter Cotrimoxazol sehen, so daß ich schon glaube, daß man bessere Ergebnisse erzielen könnte, wenn man höher dosiert; aber wir können die Frage nicht klären, weil die Studie nicht vergleichend durchgeführt wurde.

Kommentar: Wir sollten 90 % Remissionen erreichen, vielleicht etwas langsamer als mit Cotrimoxazol und Pentamidin i. v., aber dann mit weniger Nebenwirkungen. Wenn wir das als Ziel im Auge haben, dann liegen wir richtig.

Kommentar: Bei vielen der sogenannten Therapieversager ist die Behandlung aufgrund von anderen Begleitinfektionen abgebrochen worden. Z.B. haben zwei Patienten von uns eine Verschlechterung des Röntgenbildes des Thorax nach 10 Tagen gezeigt, die Höhe des PO^2 hat sich unter dem angeblichen Rezidiv nicht geändert, die Vitalkapazität ebenfalls nicht. Also die Verbesserung war weiter da. Plötzlich bekam dieser Patient Fieber, das Röntgenbild verschlechterte sich. In dieser Situation ist eben zu fragen, ob dies nicht zum großen Teil Begleitinfektionen sind, vor denen man eben bei dieser Therapieform warnen muß, und die man auch beachten muß. Wir hatten zunächst bei der Bronchiallavage Keime angezüchtet. Sie waren oftmals nur in geringer Konzentration nachweisbar und schienen dem Patienten auch nichts zu tun. Bei einem Patienten war es aber Haemophilus. Der Patient ist nach dem 18. Tag plötzlich mit eitrigem Sputum zu uns gekommen. Perihiläre Zeichnungsvermehrung und Haemophilus waren dann wieder nachweisbar. So fordern wir also eine Klärung dann, wenn unter weiterhin verbessertem arteriellen PO^2 und bei verbesserter Vitalkapazität eine Röntgenverschlechterung auftritt; man sollte dann nach einem Begleitinfekt suchen, bevor man einen "early relapse" oder ein Therapieversagen diagnostiziert.

Abschlußdiskussion

Einleitung: Mein persönlicher Eindruck ist, daß wir mit der Anwendung von Pentamidin-Aerosol einen vielversprechenden Therapieansatz und auch einen vielversprechenden Prophylaxeansatz haben, den man wahrscheinlich noch nicht umfassend einschätzen kann, weil genügend Erfahrungen und Ergebnisse fehlen, die uns wirklich ein abschließendes Urteil erlauben. Wir haben erfahren, welche Schwierigkeit schon mit der Beurteilung der Inhalationsgeräte und der Frage der alveolären Partikelgröße zusammenhängen.

Nun eine Frage bezüglich der Nomenklatur: Pneumocystose oder Pneumonie?

Antwort: Wir sollten beim Ausdruck Pneumonie bleiben oder den Ausdruck Pneumonitis verwenden.

Kommentar: Der Ausdruck Pneumonitis ist morphologisch nicht definiert, deswegen würde ich bei der Pneumonie bleiben.

Frage: Zur Transmission: Wir hatten über die Transmission diskutiert, und der letzte Beitrag würde die Annahme stützen, daß Pneumocystis carinii ein ubiquitärer Keim ist, bei dem es durch Veränderung der Immunabwehr zu einer Reaktivierung kommen kann. Transmission durch die Luft ist bis heute nicht bewiesen.

Antwort: Alles spricht dafür. Tierexperimentell ist dies nachgewiesen.

Frage: Nun zur Frage der Eingliederung von Pneumocystis carinii. Es handelt sich um einen unklassifizierbaren Erreger von opportunistischen Infektionskrankheiten beim Menschen und beim Tier, also möglicherweise um eine Anthropozoonose. Ich glaube, zur Einordnung von Pc in die Gruppe der Pilze ist der DNS-Beweis für mich nicht ausschlaggebend, aber auf der anderen Seite fehlt für das Protoozon der Kreislauf; der Lebenszyklus ist ja nicht ganz geschlossen.

Antwort: Ich würde Pc noch nicht zuordnen. Ich würde mich nicht wundern, wenn Pc alleine stehen bliebe. Sie haben gesehen, daß auch kein spezifisches Antimykotikum wirkt.

Frage: Zum Reservoir: Herr Seitz, glauben Sie, daß es ein spezifisches Reservoir außerhalb des Menschen in seiner Umgebung gibt, wo man sagen müßte, hier ist ein Übergang möglich, und würden Sie da in Richtung Anthropozoonose votieren?

Antwort: Ich glaube, daß der Mensch tatsächlich das Reservoir ist. Man weiß ja von Autopsien, daß Pc häufig nachgewiesen wird, ohne daß die Verstorbenen an einer PcP erkrankt sind. Das wirft wiederum die Frage auf: was beweist uns die Pc-positive Bronchiallavage bei einem Patienten, der keine schwere Symptomatik hat, und das wirft die Frage auf, ist es hier notwendig oder ist es nicht notwendig, eine transbronchiale Bipsie zu machen, um entsprechende Veränderungen nachzuweisen.

Frage: Wir haben ja gehört, daß die bakteriellen Super-Infektionen bei diesen Patienten möglicherweise eine Rolle spielen, und daß viele Patienten auf eine rein antibakterielle Therapie durchaus Besserung zeigen, oder daß doch der Keim als Saprophyt unter Umständen nicht verantwortlich ist für die im Augenblick vorliegende Lungenerkrankung (selbst wenn man den Keim nachweist). Ist es nicht doch notwendig für die Diagnostik einer PcP eine transbronchiale Biopsie durchzuführen, um wirklich nachzuweisen, was sich in den Alveolen abspielt?

Antwort: Ich würde sagen, Erregernachweis nur bei Klinik.

Kommentar: Wir lassen dann natürlich die Möglichkeit einer CMV-induzierten Erkrankung aus, die ja durchaus bei diesen Patienten eine Rolle spielt. Das ist für die Therapie und die Abschätzung eines Therapieerfolges auch wichtig. Ich kann einen Therapieversager vielleicht auch durch CMV erklären, wenn ich eine Biopsie hätte, durch die Bronchiallavage jedoch nicht.

Kommentar: Man sollte die Aussagekraft der transbronchialen Biopsie nicht überschätzen. Wenn Pneumocysten anfangen zu proliferieren und ohne Begleitbakterien sind, dann finden Sie zunächst keine Gewebsreaktion. Die Gewebsreaktion tritt erst in Erscheinung, wenn sehr viele Pneumocysten da sind, oder wenn wenige Pneumocysten plus Bakterien vorliegen.

Frage: Endogene Reaktivierung. Wann erfolgt Sie?

Kommentar: Bei Patienten, die HIV infiziert sind und die keine klinische Symptomatik haben, wurden in einer Studie in der Lavage bei keinem Patienten Pneumocysten gefunden. Ich glaube aber, daß bei symptomlosen Patienten, die HIV infiziert sind, die Schwelle (Pneumocystendichte) so niedrig ist, daß wir sie nicht finden.

Antwort: Zu Ihrer Differenzierung, ob es einen Unterschied macht, ob ich Pneumocystis in der Lavage oder in der Biopsie nachweisen kann: ich bin davon ausgegangen, daß eine Infektion, die in der Kindheit oder als „stille" Infektion stattgefunden hat, irgendwo in der Lunge bleiben kann. Deswegen kann ich mir vorstellen, daß auch durch die transbronchiale Biopsie eine ruhende Zyste gefunden werden kann. Ich kann also mit der Biopsie nicht unterscheiden, ob das eine akute Infektion oder ein früherer „stiller" Status ist.

Kommentar: Es ist doch bei vorliegender Klinik häufig so, daß wir auf die Biopsie ganz bewußt verzichten, weil z.B. eine Blutungsneigung vorhanden ist. Ich denke wirklich, man kann sich darauf einigen, daß, wenn die Klinik paßt, und der Erreger zweifelsfrei nachgewiesen ist, sei es durch Bronchiallavage oder Biopsie oder auch durch induziertes Sputum, dann sollte man damit zufrieden sein.

Frage: Ihr Vorschlag ist, daß man die Bronchiallavage macht, und wenn dann irgendwann Komplikationen oder eine Nichtabheilung auftreten, erneut bronchoskopiert und dann aber ggf. eine transbronchiale Biopsie vorgenommen wird.

Antwort: Ja, dann machen wir es, wenn es machbar ist. Soweit ich das überblicke, gibt es morphologisch kein pneumocystisch-typisches Substrat, d. h. die Biopsie bringt über den Keimnachweis hinaus keine weiteren Informationen. Aber das Entscheidende ist der Ausschluß anderer Ursachen.

Kommentar: Oft stellt sich natürlich die Frage: Tuberkulose, atypische Mykobakterien, CMV, Kaposi.

Frage: Zur Anamnese. Wenn Sie einen Patienten sehr sorgfältig befragen, dann hören Sie manchmal, daß Patienten sagen, sie hätten die Symptome schon seit Monaten, oder seit einem halben Jahr. Das ist dann eigentlich schon der Beginn einer PcP-Infektion, die vielleicht zunächst larviert verlaufen ist und erst zu irgendeinem späteren Zeitpunkt dramatisch wird als akute Erkrankung mit Fieber und Leistungsinsuffizienz.

Kommentar: Ich denke, wir können da keine Regel aufstellen. Man muß sagen, es gibt sehr variable Verlaufsformen, fulminante Formen, die sich innerhalb von Tagen entwickeln. Aber auch ganz besonders schleichende mit einer monatelangen Symptomatik.

Kommentar: Ich kann das nur bestätigen, es gibt Patienten, die volle Leistung bringen und irgendwann innerhalb weniger Tage eine akute Infektion entwikkeln.

Kommentar: Auch ich kann dies bestätigen; offensichtlich können Streßsituationen zu solchen fudroyanten Verläufen führen.

Kommentar: Zur Diagnostik, denke ich, brauchen wir die „minimal requirements": das sind Klinik, Röntgenbild, Blutgasanalyse und Bronchiallavage. Alles was darüber hinaus geht, ist wünschenswert, aber nicht unbedingt notwendig, höchstens für die Verlaufsbeurteilung. Dazu gehört wohl die Vitalkapazität.

Kommentar: Zur Lavage: Die Lavage bringt nur den Nachweis der Pneumozysten. Die transbronchiale Biopsie aber wird Ihnen in einem bestimmten Prozentsatz, der allerdings leider nicht bekannt ist, entsprechende Veränderungen histologisch nachweisen, die für eine CMV Pneumonie typisch sind.

Kommentar: Die CMV-Pneumonitis spielt beim Aids-Patienten eine ganz andere Rolle als bei den Transplantierten. Wenn Sie bei den Knochenmarkstransplantierten von 50 % ausgehen, dann sind das vielleicht 1 % bei den Aids-Patienten;

dafür das Risiko einzugehen, in 10% einen Pneumothorax zu setzen, macht mich skeptisch.

Antwort: Wir waren uns zunächst einig, daß die Lavage als „minimal requirement" genügt. Die Frage ist, ob beim Therapieversager die transbronchiale Biopsie gerechtfertigt ist?

Antwort: Sie haben sicher recht mit ein oder zwei Prozent CMV-Pneumonien bei Aids-Patienten. Wenn Sie aber Patienten nehmen, die mit einer schweren pulmonalen Symptomatik in die Aufnahme kommen, behandelt werden und nicht besser werden, dann ist das eine ganz andere Risikogruppe. D.h. hier steigt die Wahrscheinlichkeit, daß jetzt *nicht*-PCP-bedingte Erkrankungen vorliegen, wozu natürlich CMV gehört. Darum finde ich, daß bei Patienten, die unter einer Therapie nicht besser werden, auf jeden Fall versucht werden sollte, ein Biopsat zu bekommen.

Kommentar: Wenn wir dann soweit sind zu sagen, wir brauchen Lungengewebe, muß ich mich erstens fragen, was ist gefährlicher, offene oder transbronchiale Lungenbiopsie und zweitens, was ist diagnostisch aussagekräftiger? Klar ist, daß die chirurgische Biopsie mehr bringt als die transbronchiale; und bei einem Schwerkranken würde ich die transbronchiale Biopsie nicht machen, da ist die chirurgische Biopsie besser.

Frage: Sie würden sagen, das Risiko einer transbronchialen Lungenbiopsie ist bei einem Schwerkranken deutlich höher als die vorsichtige offene chirurgische Biopsie mit einem kleinen Eingriff?

Antwort: Die minichirurgische Lungenbiopsie wird thorakoskopisch in Lokalanästhesie durchgeführt, dabei kann man kontrolliert beatmen und kontrolliert unter Sicht biopsieren. Die Drainage ist im allgemeinen nicht erforderlich. Aber man hat hier einen kontrollierten Eingriff, der Blutung, Luftembolie und Pneumothorax weitgehend verhindert. Und das sind die Komplikationen, die bei der transbronchialen Biopsie, je schwerer die Krankheit ist, um so häufiger sind.

Schlußbemerkung:
Zur Frage der Therapie und Prophylaxe der PcP

M. Dietrich

Cotrimoxazol ist bekanntlich eine sehr gute Behandlungs- und Prophylaxemethode; natürlich sind die Arzneimittelnebenwirkungen zu berücksichtigen und deshalb muß auch allgemein nach neuen Wegen gesucht werden.

Die Pentamidin-Aerosol-Therapie ist meiner Ansicht nach noch nicht voll ausdiskutiert worden, weder im positiven noch im negativen Sinne, aber sie scheint ein durchaus wichtiger und sinnvoller Therapie-Ansatz für die leichte und mittelschwere Pneumonie zu sein. Das Problem ist allerdings die Definition der leichten bis mittelschweren Formen. Herr Lode hat heute den Vorschlag gemacht, daß man einen P_aO_2 über 65 mm Hg als Grenzwert ansetzen soll. In der Studie hatten wir 55 mm Hg angenommen, und das ist möglicherweise zu niedrig.

Bezüglich Pentamidin-Aerosol bringt die zusätzliche bronchodilatatorische Vorbehandlung vielleicht noch weitere Vorteile.

Ein weiterer Punkt ist die Frage der zusätzlichen Kortikosteroidbehandlung bei schweren Fällen. Ich denke, daß dies ein noch nicht ganz ausdiskutierter, aber interessanter Ansatzpunkt ist. Zumindest hat man den Eindruck, daß innerhalb der ersten Tage eine gewisse Verbesserung eintreten kann. Der Nutzen am Therapieende scheint mir noch nicht eindeutig belegt.

Wir haben gehört, daß andere Methoden der Behandlung nicht sehr erfolgreich sind, dazu gehören Eflornithin oder Trimethrexat, dessen Toxizität ja erheblich ist und das (als Zytostatikum) möglichst vermieden werden sollte.

Die Frage der Wertigkeit von AZT ist als ambivalent anzusehen. Wir wissen, daß AZT wahrscheinlich nur kurze Zeit wirkt, aber immerhin scheint ein positiver Einfluß da zu sein, und den sollte man nützen.

Anhang

Pneumocystis carinii Pneumonie (PcP) kurzgefaßt

M. Dietrich

Synonyme

Interstitielle plasmazelluläre Pneumonie, Pneumozystose, Pneumocystis carinii Pneumonitis.

Erreger

Pneumocystis carinii wurde zunächst als Trypanosoma angesehen, später als eine eigene Protozoonspezies. Vor kurzem haben Analysen der DNS-Sequenz und der Nukleotidzusammensetzung der ribosomalen RNS Anhaltspunkte für eine nähere Verwandtschaft mit Pilzen als mit Protozoen ergeben. Der Erreger läßt sich jedoch auch auf Pilznährböden nicht anzüchten. Wirksam sind Anti-Protozoen-Medikamente, nicht jedoch Fungistatika. Der komplette Zyklus des Protozoon läßt sich ebenfalls nicht darstellen. Zur Zeit muß daher das bisherige Protozoon Pneumocystis carinii taxonomonisch als unklassifiziert gelten. Mikroskopisch sind Zysten mit intrazystischen Körperchen, der Trophozoit und die Präzyste erkennbar und voneinander abzutrennen. Elektronenmikroskopisch zeigt sich, daß sie mit Pseudopodien-artigen Fortsätzen an Pneumozyten der Alveolarwand haften. Sie sind auf epithelialen Lungenzellen von Hühnerembryonen züchtbar.

Reservoir

Pneumocystis-Erreger sind in zahlreichen Säugetieren nachzuweisen. Es gibt offensichtlich jedoch artspezifische Antigene, die darauf hindeuten, daß es sich jeweils um Spezies-spezifische Parasiten handelt. Die Unterschiede zwischen den in den Tieren gefundenen Pneumozystis-Erregern und dem Erreger der Pneumzystose des Menschen weisen darauf hin, daß eine Übertragung vom Tier auf den Menschen unwahrscheinlich ist, und es sich damit nicht um eine Anthropozoonose handelt. Autoptisch ließen sich Pneumocystis carinii auch bei Menschen ohne Lungenkrankheit in den Lungen finden.

Transmission

Die Übertragung erfolgt aller Wahrscheinlichkeit nach durch die Luft. Andere Übertragungswege erscheinen unwahrscheinlich. Eine direkte Übertragung von Mensch zu Mensch ist anzunehmen. Dafür spricht auch, daß zwar Pneumocystis carinii Pneumonie bei Patienten unter ausgeprägter Immunsuppression gefunden wird, jedoch in allen Studien von Patienten mit akuter Leukämie oder Knochenmarktransplantation, die in strikter umgekehrter Isolation (Isolierbettsysteme) behandelt wurden, Pc-Pneumonien nicht aufgetreten sind.

Pathogenität

Bei normalem Immunsystem ist Pneumocystis carinii offensichtlich nur ein nicht pathogener Kommensale. Auch bei vorbestehenden Lungenerkrankungen ist eine Pneumonie bzw. Alveolitis in der Regel nicht festzustellen. Nur unter aggressiver Chemotherapie mit einer erheblichen Schädigung des Immunsystems können Pc-Pneumonien beobachtet werden. Sie werden auch gesehen bei Patienten mit angeborener schwerer kombinierter Immuninsuffizienz (SCID) und anderen Zuständen der schweren Immunsuppression (Knochenmarktransplantation). Im Gegensatz zur Zytomegalievirusinfektion, die wohl häufig auch als reaktivierte Erkrankung oder durch Transfusionen bedingte Erkrankung auftreten kann, ist die PcP allerdings seltener. Bei Immundefekten durch HIV-Infektion ist die PcP dagegen die häufigste schwere infektiöse Komplikation. Sie ist einer der Marker für die Beschreibung des Vollbildes AIDS. Sie ist eine der wesentlichen Todesursachen bei fortgeschrittener HIV-Infektion.

Klinisches Bild

Die Erkrankung beginnt beim Erwachsenen mit trockenem Husten, der auch über längere Zeit bestehen kann. In diesem Stadium kann auch eine geringgradige Atemnot bei Belastung auftreten. Der trockene Husten kann jedoch sich plötzlich verstärken und innerhalb von wenigen Tagen zu weiteren Symptomen führen: Kurzatmigkeit, stärkere Luftnot bei Belastung, Ruhedyspnoe. Die Symptome können innerhalb von wenigen Tagen dramatisch zunehmen.

Äußerlicher Befund

Die Patienten sind kurzatmig, haben eine stark erhöhte Atemfrequenz, sie zeigen einen nicht produktiven Husten, die Gesichtsfarbe ist livide, teilweise sogar blau im Sinne einer ausgeprägten Zyanose.

Auskultation

Das Atemgeräusch ist leise, gelegentlich hört man ein Knistern, gelegentlich einige diskrete trockene Nebengeräusche sowie diskrete feinblasige Rasselgeräusche. In der überwiegenden Zahl der Fälle ist jedoch kein eindeutiger auskultatorischer Befund zu erheben.

Röntgen

Die Röntgenaufnahme des Thorax p. a. und seitlich zeigt zu Beginn der akuten Infektion eine diskrete interstitielle Zeichnung, die vor allem im Seitbild für den Erfahrenen erkennbar ist. Die Veränderungen sind symmetrisch, schmetterlingsförmig, meist über die ganze Lunge – mit Ausnahme der Lungenspitzen und der Lungenbasis – verteilt. Der diskrete Röntgenbefund steht häufig im Kontrast zur ausgeprägten klinischen Symptomatik. Er kann sich jedoch innerhalb von wenigen Tagen drastisch ändern und zu einer ausgeprägten interstitiellen Pneumonie entwickeln. Der Beginn ist meistens perihilär bei einer diffusen bilateralen alveolären und interstitiellen Infiltration.

Lungenfunktion

Ist eine Lungenfunktionsprüfung durchführbar, so ist die Diffusionskapazität deutlich erniedrigt. Oft ist in der akuten Phase jedoch eine Mitarbeit des Patienten für diese Untersuchung nicht erreichbar.

Blutgasanalyse (BGA)

Die Blutgasanalyse zeigt eine deutliche Verminderung des PO_2. Der PO_2-Wert wird als einer der Parameter für die Entscheidung zur Einleitung einer entsprechenden Therapie verwendet. Ein $PO_2 < 55-60$ mm Hg wird als Zeichen einer schweren PcP angesehen.

Weitere Befunde

Die LDH gilt als einer der wesentlichen, allerdings unspezifischen Laborparameter neben übrigen Entzündungszeichen. LDH kann auch als Verlaufsparameter angewendet werden.

Die geschilderte Symptomatik und die Veränderung sind für die HIV-bedingte PcP beschrieben. Bei anderen Grunderkrankungen bei Erwachsenen ist die Entwicklung der PcP häufig nicht so dramatisch wie bei der durch HIV-Infektion bedingten Erkrankung.

Pathologie

Die Erreger haften an den Pneumocyten und können sich bei geschwächtem Immunsystem in den Alveolen ungehindert vermehren. Durch die Vermehrung und den Stoffwechsel lösen die Parasiten eine Alveolitis aus. Die Alveolen können durch ungehinderte Vermehrung vollkommen von Parasitenkolonien ausgefüllt werden. In den erweiterten Alveolen sieht man dann schaumig-wabige Strukturen aus Pneumozysten (Abb. 1–3). Auch in den Lumina der Bronchien können bei massiver Infektion reichlich Parasiten angefunden werden (Abb. 4, 5). Die Pneumozysten lösen durch ihre Haftung an den Pneumozyten der Alveolarwand eine Hyperämie aus. Charakteristisch ist histologisch die Ausfüllung der Alveolen durch schaumiges eosinophiles Material, das Zysten und Trophozoiten enthält (Abb. 6–8). Die Alveolen werden so stark angefüllt, daß eine Pneumatisation nicht mehr möglich ist. Sind zahlreiche Alveolen und die dazugehörigen Bronchiolen befallen, kommt es zur Ateminsuffizienz. Makroskopisch ist die Lunge verfestigt und luftarm im Sinne einer Karnifikation (Abb. 9).

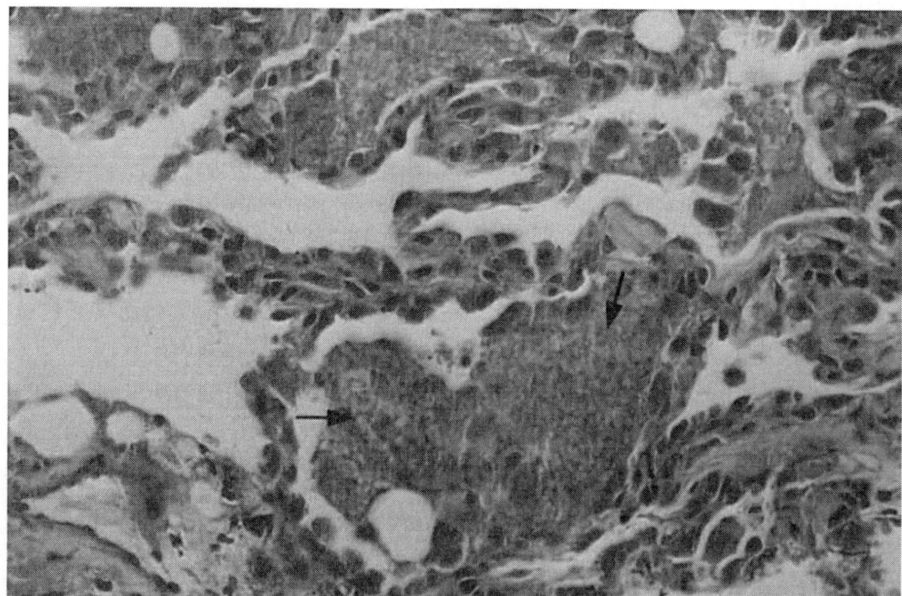

Abb. 1. Ausfüllung einiger Alveolen (Pfeil) durch schaumige Parasitenkolonien. Vergrößerungsfaktor lichtmikroskopisch 10×20. Haematoxilin-Eosin Färbung

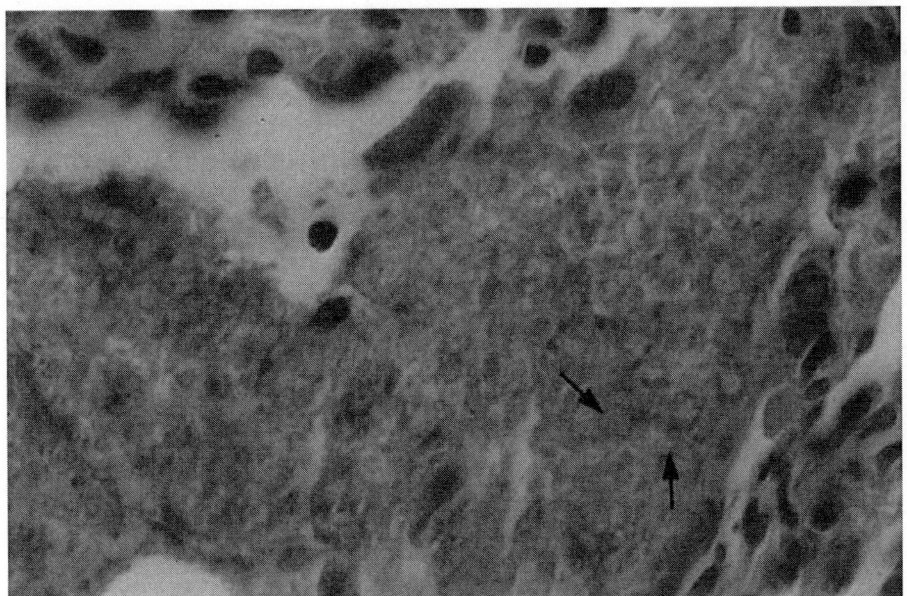

Abb. 2. Ausschnitt einer Alveole. In der Parasitenkolonie sind die Zystenwände intensiver darstellbar als die Matrix (Pfeil). Die Wände der Zysten sind mit HE anfärbbar, nicht jedoch die Trophozoiten oder die Kerne. Vergrößerungsfaktor lichtmikroskopisch 10×63

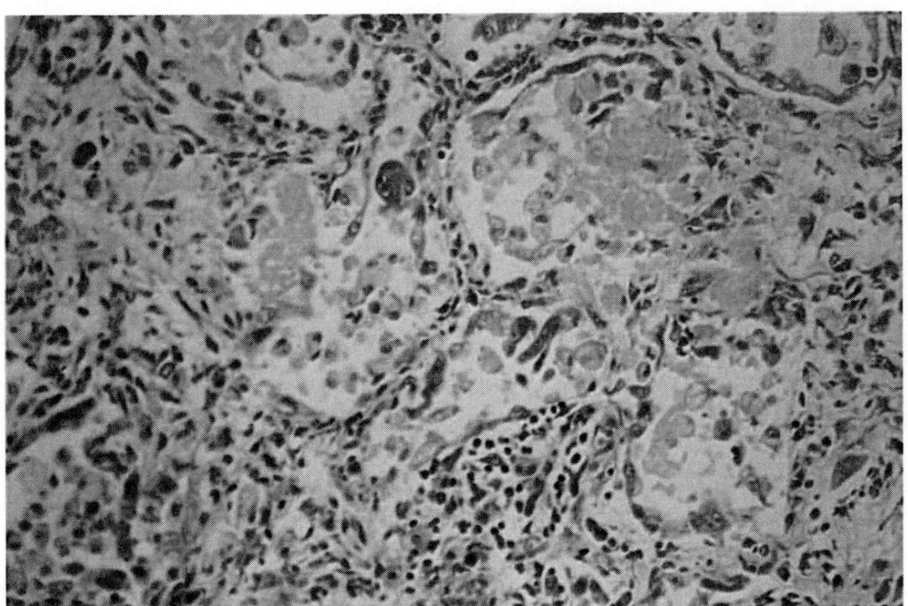

Abb. 3. Pneumocystis carinii und Cytomegalie im Lungengewebe. Vergrößerungsfaktor lichtmikroskopisch 10×16. HE-Färbung

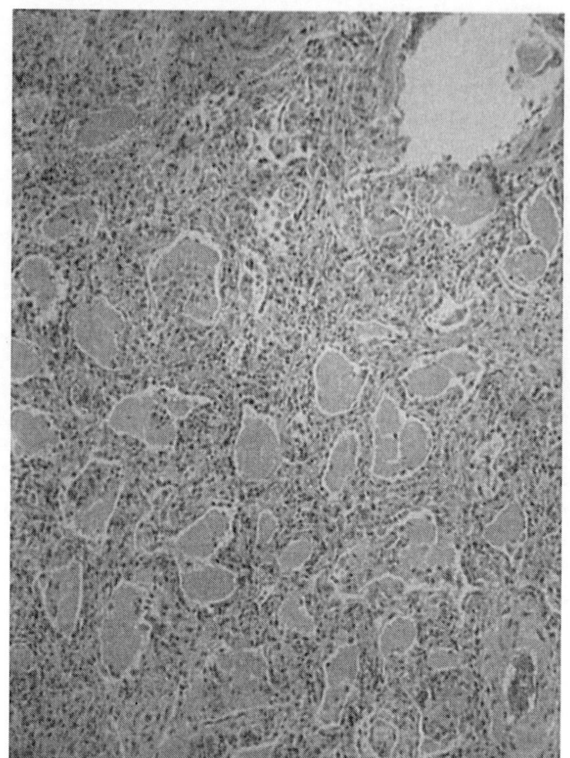

Abb. 4. Übersichtsbild einer Bronchialbiopsie bei massiver Pneumocystis carinii-Infektion. HE-Färbung

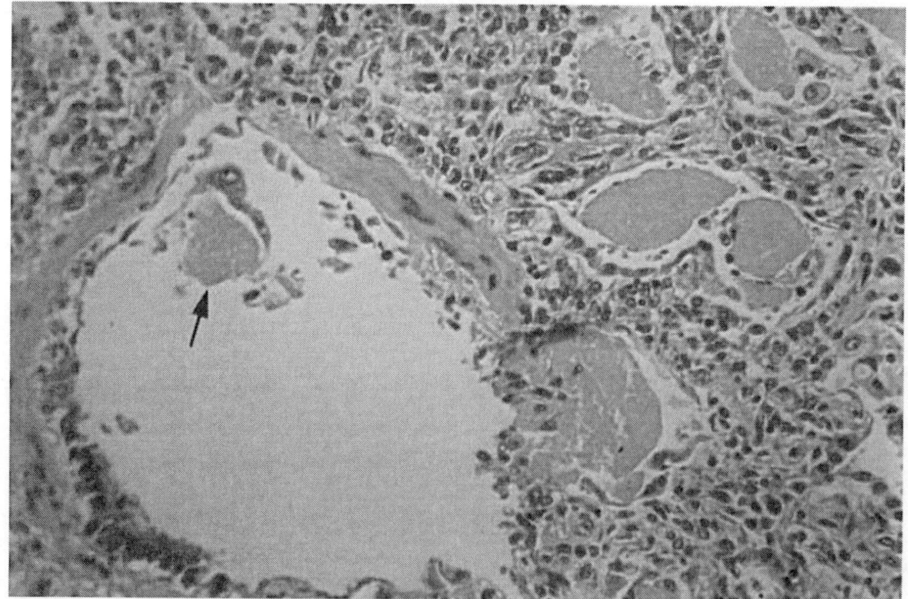

Abb. 5. Auch im Lumen des Bronchus findet sich Pneumocystis carinii (Pfeil). Vergrößerungsfaktor lichtmikroskopisch 10×16. HE-Färbung

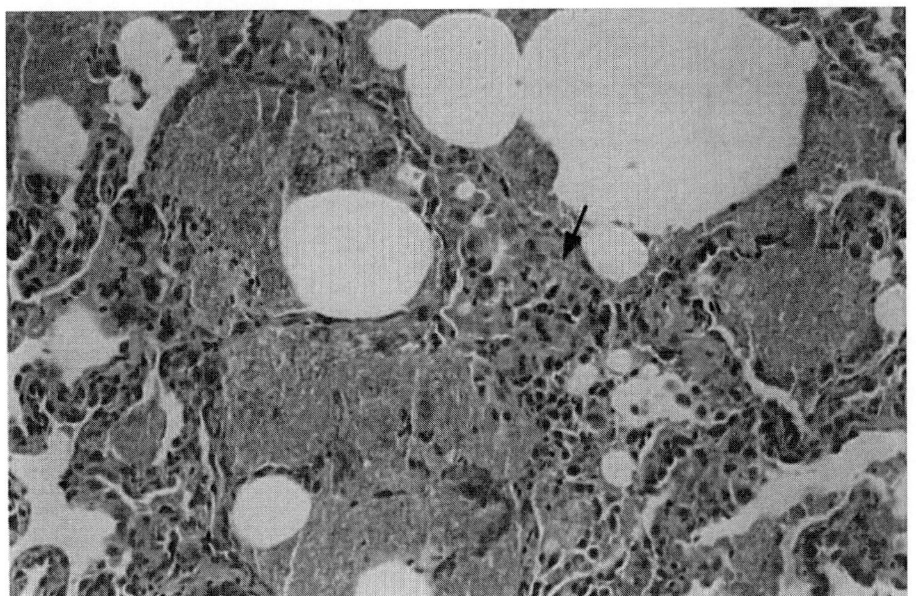

Abb. 6. Pneumocystis carinii im Alveolarraum. Hyperämie der alveolaren Septen (Pfeil). Vergrößerungsfaktor lichtmikroskopisch 10×20. HE-Färbung

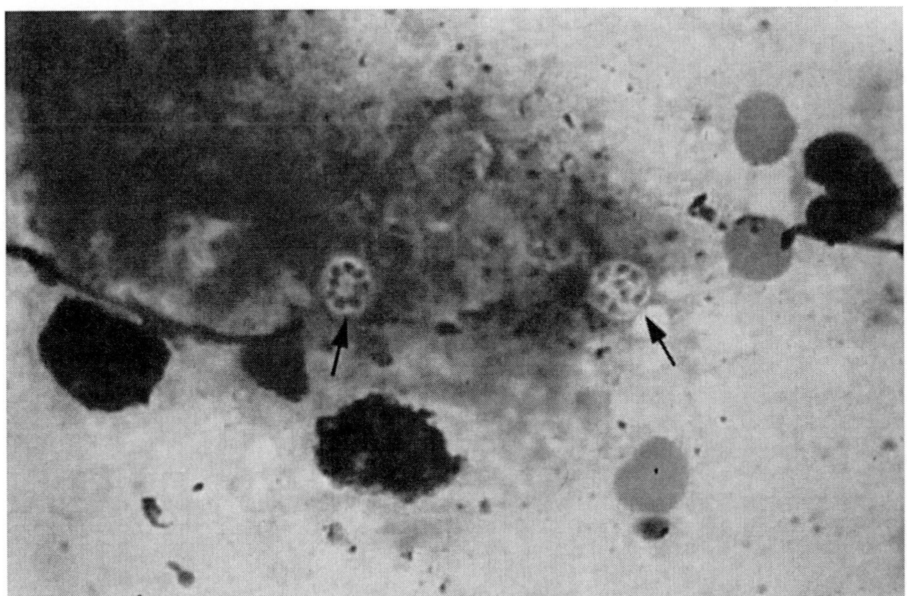

Abb. 7. Tupfpräparat der Lunge: in der Pc-Zyste sind 8 Kerne zu erkennen (Pfeil). Vergrößerungsfaktor lichtmikroskopisch 10×63. Giemsa-Färbung

135

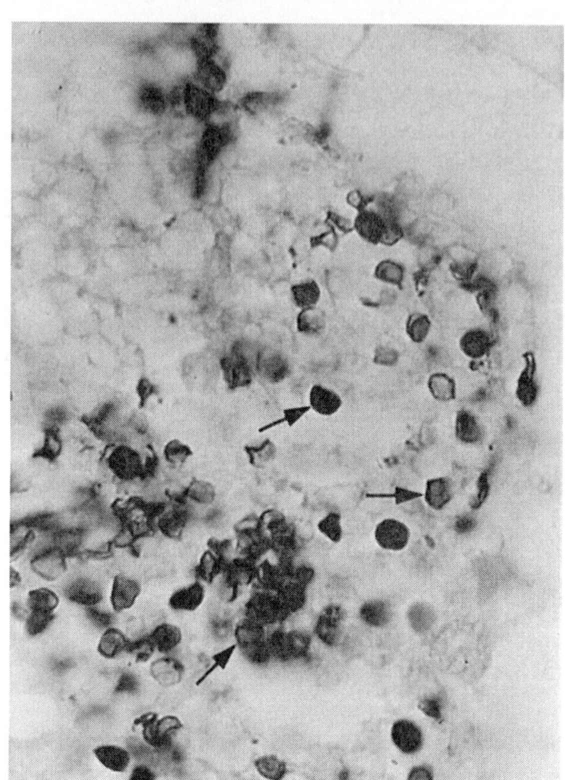

Abb. 8. Histologie: Lungen-
alveolen gefüllt mit Pc. Grocott-
Färbung (Gomori-Methamin-
Silber, GMS). Vergrößerungsfaktor lichtmikroskopisch
10×63

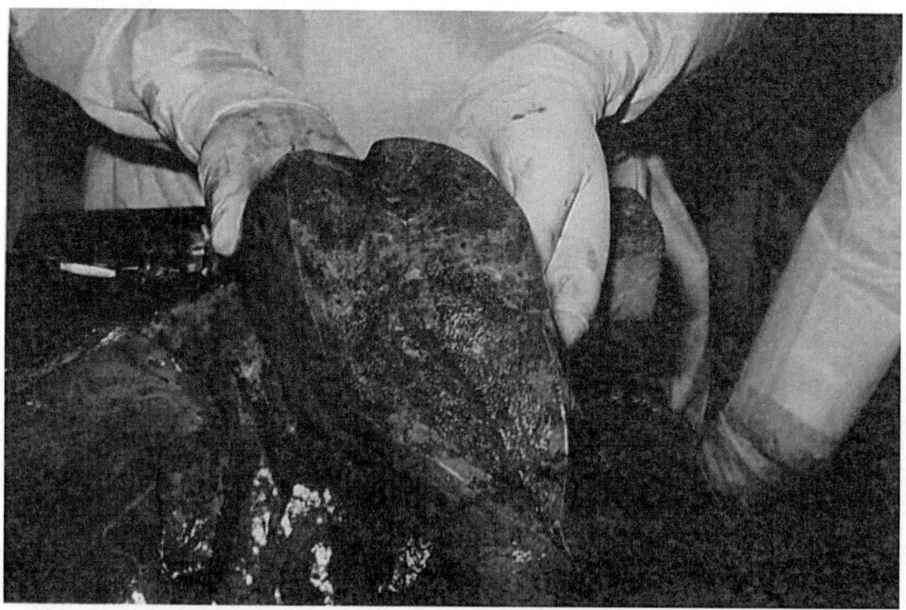

Abb. 9. Pneumocystis carinii-Pneumonie: makroskopisch ist die Lunge verfestigt und luftarm

Therapie

Ergibt sich aufgrund der Grundkrankheit (HIV-Infektion), der klinischen Symptomatik (Ruhedyspnoe, stark erhöhte Atemfrequenz, Lividität oder Blaufärbung des Gesichts) und des Röntgenbefundes der Verdacht auf eine PcP, so sollte die Therapie unmittelbar eingeleitet werden. Vorab sind neben den üblichen Laborparametern die Blutgasanalyse und die LDH zu bestimmen.
- Cotrimoxazol 120 mg/kg/Tag (3 × 40 mg/kg) i. v., Dauer: 21 Tage.
  Unerwünschte Arzneimittelwirkungen: Exanthem, Blutbildveränderungen, Transaminasenanstieg, Kreatininanstieg, gastrointestinale Störungen.
- Pentamidine-Isethionat 4 mg/kg/Tag (langsame parenterale Applikation), Dauer: 14–21 Tage.
  Unerwünschte Arzneimittelwirkungen: Hypotonie, Hypoglykämie, gastrointestinale Störungen, Neutropenie.
- Pentamidine-Isethionat-Inhalation[1], täglich 300–600 mg über 21 Tage bei PO_2 > 60 mm Hg.
  Unerwünschte Arzneimittelwirkungen: Hustenreiz, Bronchospasmus.
- Erythromycin 3,0 g/Tag (3 × 1,0 g) oral oder i. v., Dauer: 21 Tage.
  Unerwünschte Arzneimittelwirkungen: Allergie.

Supportiv wird Sauerstoff gegeben, unter Umständen ist die assistierte Beatmung indiziert. In akuten Phasen werden auch Kortikosteroide in hoher Dosierung appliziert als unterstützende Behandlung.

Diagnostik

Die Diagnostik soll trotz eingeleiteter Therapie durchgeführt werden. Außer den üblichen klinischen Parametern und einer bereits durchgeführten Röntgenaufnahme und BGA sind folgende diagnostische Eingriffe indiziert:

Bronchoskopie mit bronchoalveolärer Lavage (BAL) zur parasitologischen und bakteriologischen Untersuchung (einschl. Mycobacterium tuberculosis) und die transbronchiale Biopsie. Die mikrobiologischen und histologischen Untersuchungen dienen auch zur Erkennung weiterer bzw. zusätzlicher Infektionen wie CMV, etc. (mikrobiologische Diagnostik, siehe ausführliche Darstellung im Buch „Die Pneumocystis carinii Pneumonie – Klinik, Diagnostik, Therapie, Prophylaxe", M. Dietrich (Hrsg.), Springer-Verlag Berlin Heidelberg New York 1989).
Induziertes Sputum zur mikrobiologischen Diagnostik.

---

1 Handelsname Pentacarinat

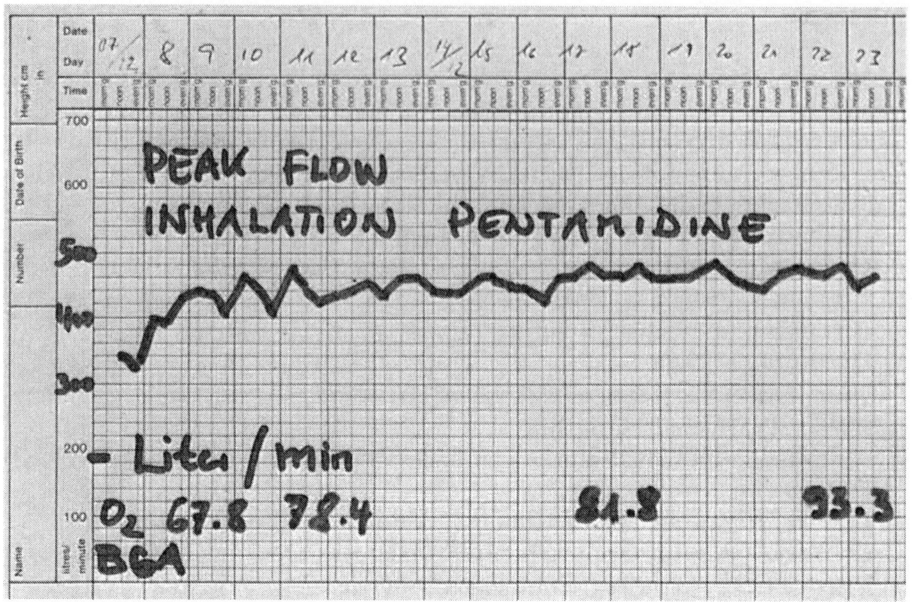

Abb. 10. Peak Flow-Messung bei einem Patienten mit PcP unter Pentamidine-Inhalationsthera-
pie mit 300 mg/die mit Respigard-Vernebler. Parallel dazu PO_2 in der Blutgasanalyse

Erfolgsparameter der Therapie

Das Röntgenbild kann sich innerhalb der ersten Tage nach Einleitung der Therapie noch verschlechtern, ohne daß dies mit dem klinischen Befund unbedingt
korreliert. Selbst unter einer Verbesserung der klinischen Symptomatik kann sich
das Röntgenbild verschlechtern. Insbesondere nach einer bronchoalveolären
Lavage können röntgenologisch Befundverschlechterungen bildlich gezeigt werden. Die LDH scheint ein relativ wichtiger Parameter zur weiteren Prognose zu
sein. Fällt die LDH ab, so ist mit einer positiven Reaktion auf die Therapie und
einer Besserung zu rechnen. Auch die Blutgasanalyse sollte sich unter der Therapie verbessern. Weiterhin kann der Peak-Flowmeter eingesetzt werden. Er zeigt
innerhalb von wenigen Tagen ein deutliches Ansteigen der Atemkapazität (Abb.
10). Die Peak-Flowmeter werden dem Patienten ans Bett gegeben. Er benutzt die
Peak-Flowmeter mehrfach am Tage und trägt die jeweiligen Daten ein.

Dauer der Behandlung

Die Dauer der Behandlung liegt in der Regel zwischen 2 und 4 Wochen in der
hohen Dosierung der oben angegebenen Medikamente bzw. bei der Inhalation mit
Pentamidine.

138

Eine übereinstimmende Beobachtung bei mehreren Untersuchungen gibt
Anlaß dazu anzunehmen, daß ca. zwei Wochen nach Beginn einer Inhalationsbe-
handlung auch zusätzliche bakterielle Infektionen auftreten könnten. Diese sind
auf der Grundlage des mikrobiologischen BAL-Befundes antibiotisch anzugehen.
Eine abschließende Beurteilung der Pentamidine-Inhalationsbehandlung und der
Anwendung von Erythromycin ist bisher nicht möglich.

Rezidive sind zu fürchten. Aus diesem Grunde wird eine Rezidivprophylaxe
durchgeführt. Mehrere Medikamente werden dabei verwendet: Cotrimoxazol,
Dapsone, Pyrimethamin und Sulfadoxin in Kombination, Pentamidine-Inhalation.

Typische Röntgenaufnahmen [*] *der Pneumocystis carinii Pneumonie mit Angaben zur Therapie und zum Therapieverlauf*

[*] Tropeninstitut Hamburg, Klin. Abt./Röntgen, Dr. R. Sieslack

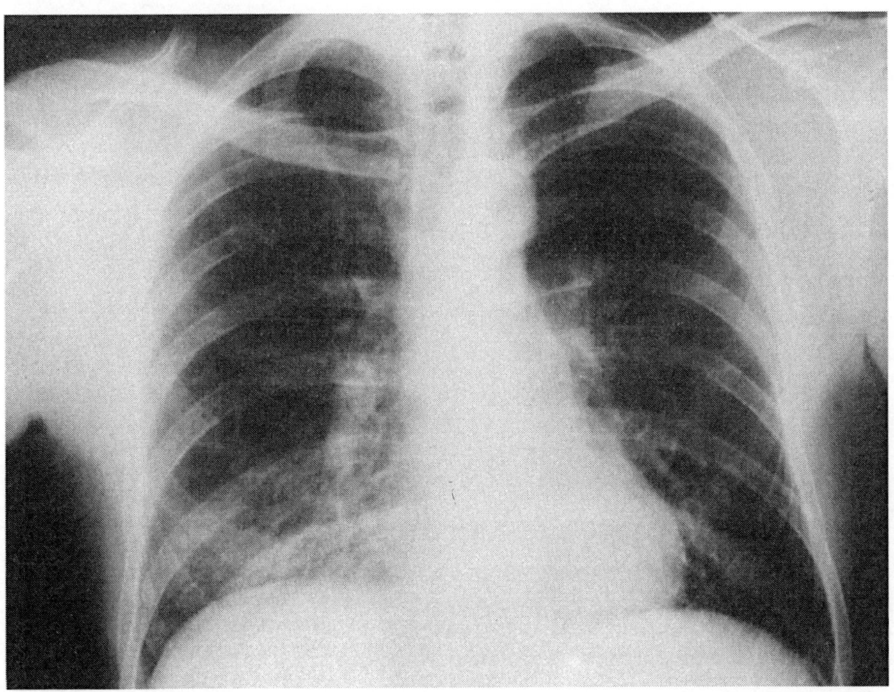

Abb. 1. Leichte PcP. 42jähriger Patient, männlich. Seit drei Wochen zunehmende Leistungsinsuffizienz, trockener Husten; in den Tagen vor der Aufnahme Fieber. PO_2 77 mm Hg, Vitalkapazität 87%.
Rö-Thorax: In beiden Lungen, Unter- sowie Mittelfeldern retikulo-granuläre Infiltrate, parakardial beidseits mit Betonung des rechten Unterfeldes
Therapie: Erfolgreiche Therapie mit Pentamidine Aerosol (300 mg pro Tag über 21 Tage)

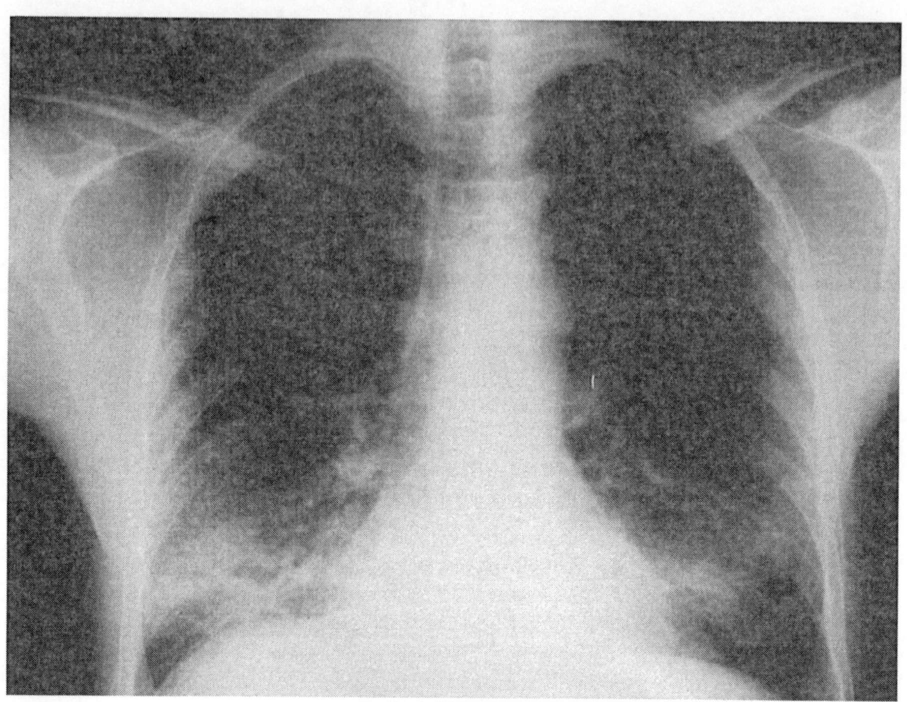

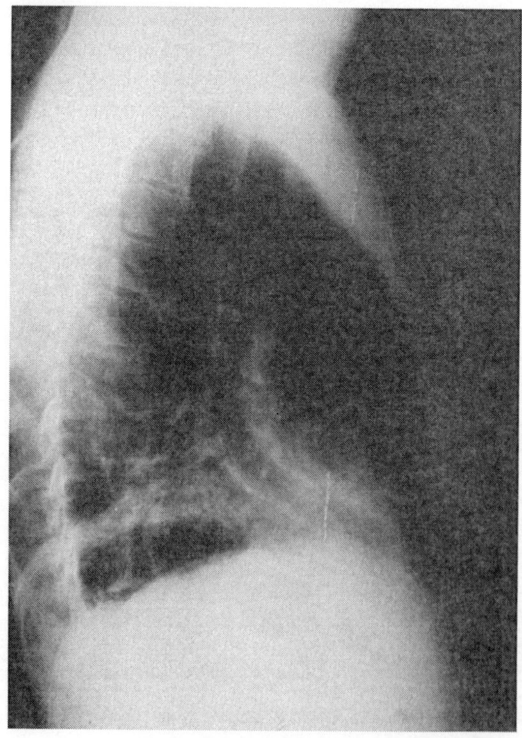

Abb. 2a u. b. Mittelschwere PcP. 47jähriger Patient, männlich. Seit sechs Wochen zunehmend trockener Reizhusten und Leistungsinsuffizienz, Fieber rezidivierend seit einer Woche. PO_2 61 mm Hg, Vitalkapazität 68%.
Rö-Thorax: Streifig-grobfleckige Infiltrate in symmetrischer Anordnung in beiden Mittel- und Unterfeldern parakardial
Therapie: Pentamidine-Inhalation, Abbruch nach 8 Tagen wegen mangelnder klinischer Verbesserung. Fortsetzung der Therapie erfolgreich mit TMP/SMX

140

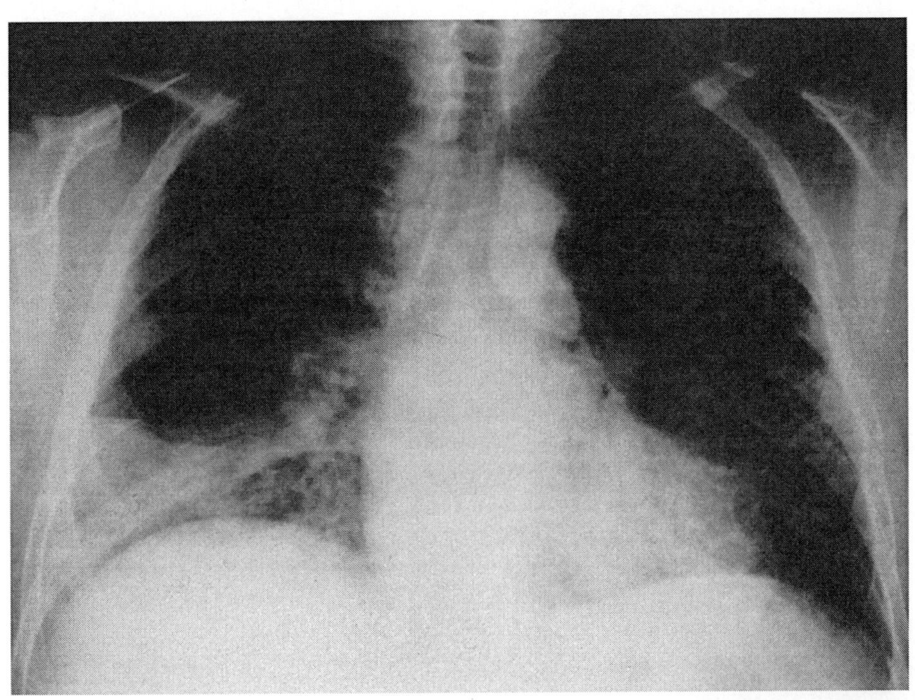

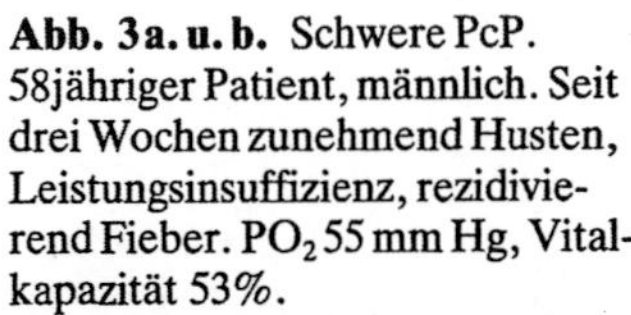

Abb. 3a. u. b. Schwere PcP.
58jähriger Patient, männlich. Seit
drei Wochen zunehmend Husten,
Leistungsinsuffizienz, rezidivierend Fieber. PO$_2$ 55 mm Hg, Vitalkapazität 53%.
Rö-Thorax: Alle Lungenareale
sind befallen durch grobfleckige Infiltrate, die teilweise konfluieren,
vor allem im Mittellappen sowie im
dorsalen rechten Unterlappen. Zusätzlich diskrete streifige Verdich-
tung im linken Mittelfeld lateral
passend zu kleinen Plattenatelek-
tasen
Therapie: Pentamidine-Aerosol,
Abbruch nach 4 Tagen wegen weiterer klinischer Verschlechterung.
Fortsetzung der Therapie erfolgreich mit TMP/SMX und Prednison

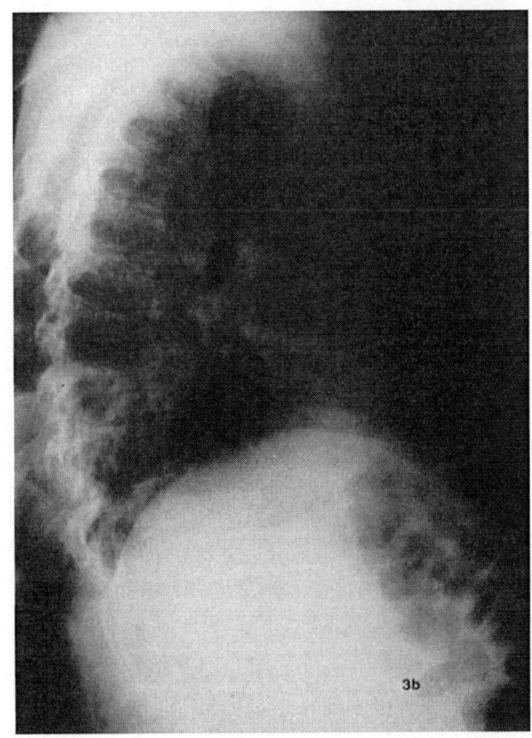

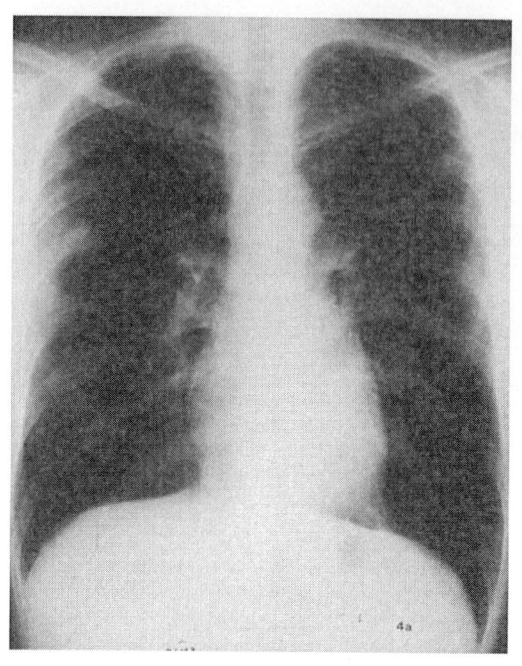

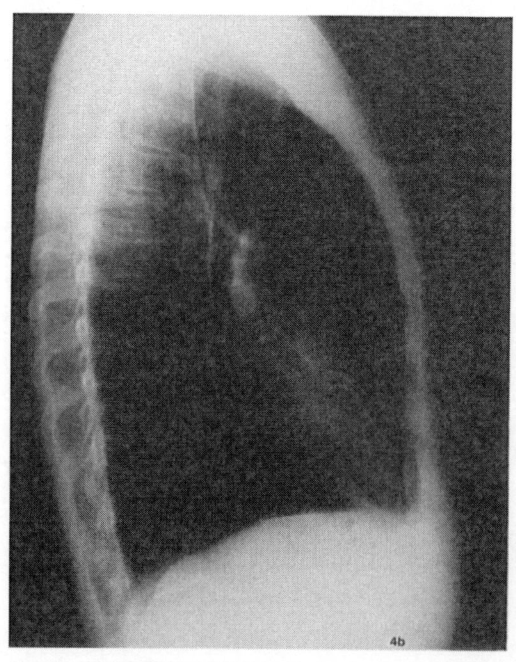

Abb. 4a u. b. Leichte PcP. 45jähriger Patient, männlich. Seit einer Woche zunehmend Husten und zunehmend Atemnot, rezidivierend Fieber. PO_2 96,5 mm Hg, Vitalkapazität 74%.
Rö-Thorax: Diskretes, unscharf begrenztes und feinfleckiges Infiltrat im rechten Mittelfeld dorso-lateral gelegen
Histologie/Lavage: Pneumocystis carinii nachweisbar, keine Bakterien, keine Pilze nachweisbar
Therapie: Erfolgreiche Therapie mit Erythromycin

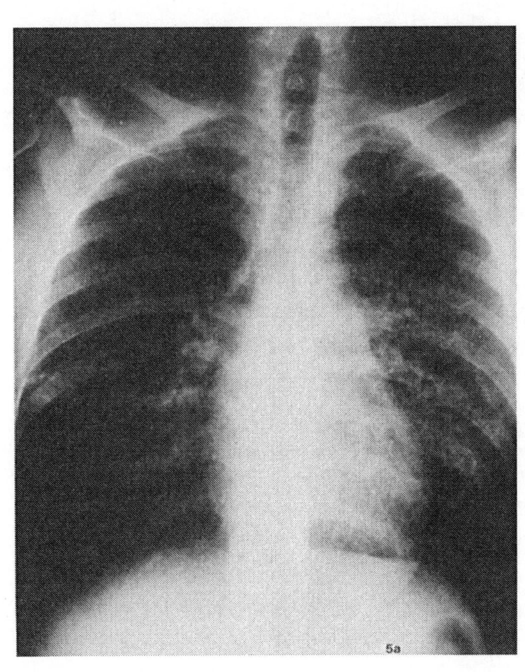

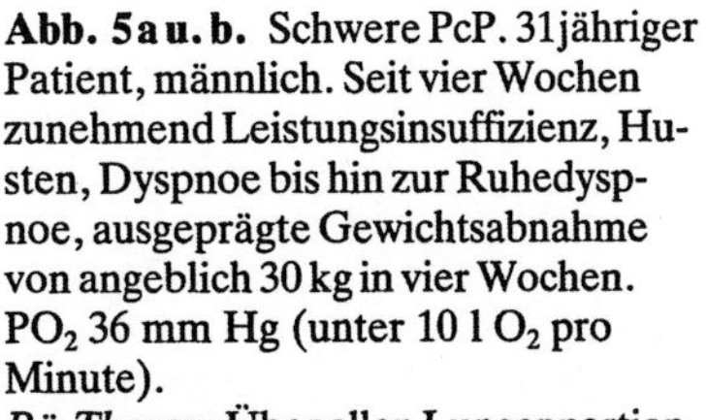

Abb. 5a u. b. Schwere PcP. 31jähriger
Patient, männlich. Seit vier Wochen
zunehmend Leistungsinsuffizienz, Husten, Dyspnoe bis hin zur Ruhedyspnoe, ausgeprägte Gewichtsabnahme
von angeblich 30 kg in vier Wochen.
PO_2 36 mm Hg (unter 10 l O_2 pro
Minute).
Rö-Thorax: Über allen Lungenpartien
retikulo-granuläre Infiltrate mit Betonung der perihilären Areale
Therapie: TMP/SMX, Prednison,
wegen Therapieversagen Wechsel auf
Lomidine i. v., weitere Progression
und Exitus nach 3wöchigem klinischen
Verlauf

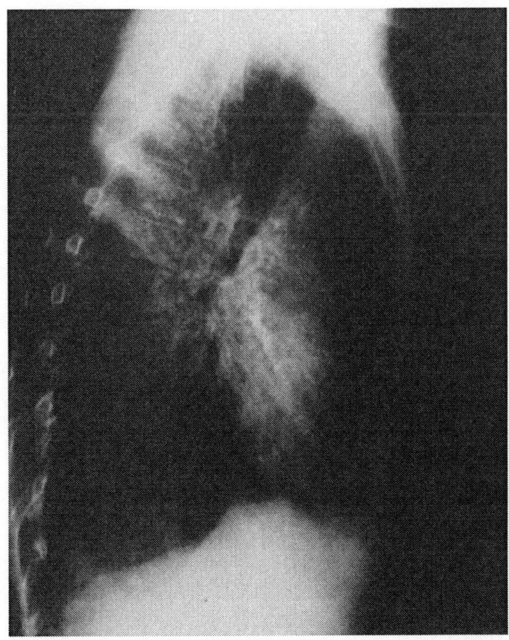

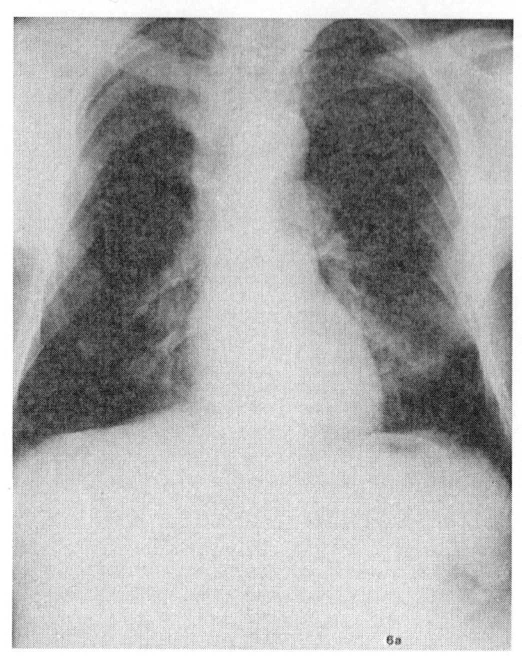

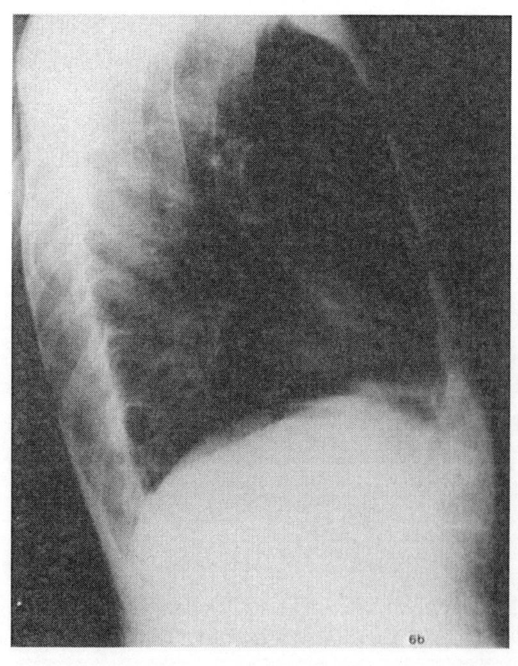

Abb. 6a u. b. Mittelschwere PcP.
50jähriger Patient, männlich. Seit einer
Woche zunehmend Atemnot, Husten
und rezidivierend Fieber. PO_2 81 mm
Hg, Vitalkapazität 66%.
Rö-Thorax: Mäßiggradige retikulo-
granuläre Infiltrate parakardial, links
stärker als rechts und vor allem dorsal
gelegen
Histologie/Lavage: Pneumocystis carinii nachweisbar, Klebsiellen nachweisbar
Therapie: Erfolgreiche Therapie mit
Pentamidine Aerosol (300 mg pro Tag
über 21 Tage) und Tetracyclin

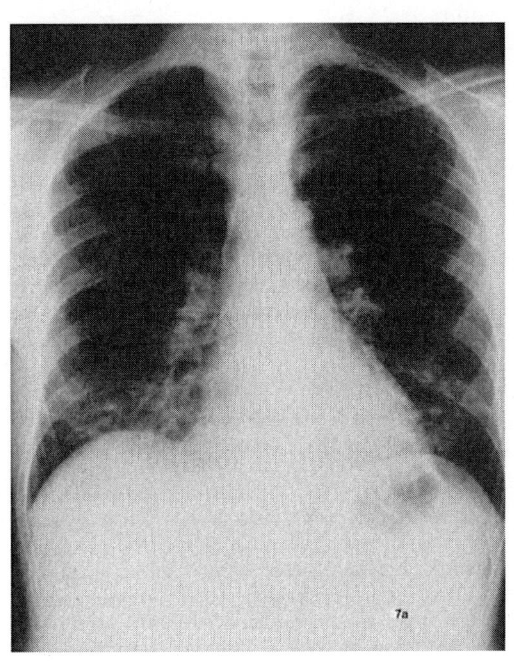

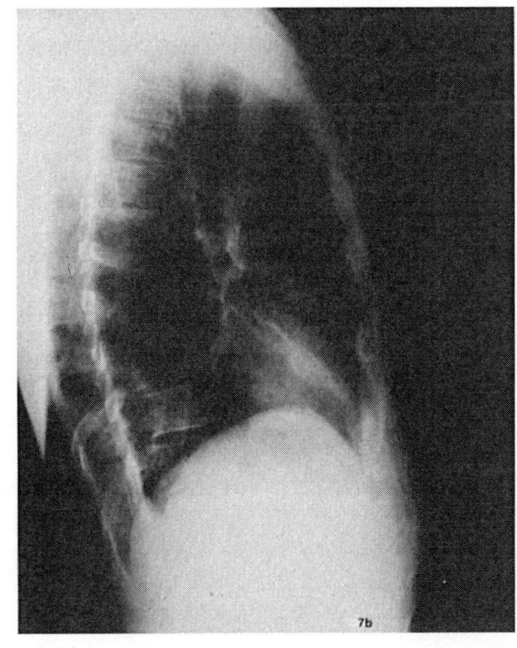

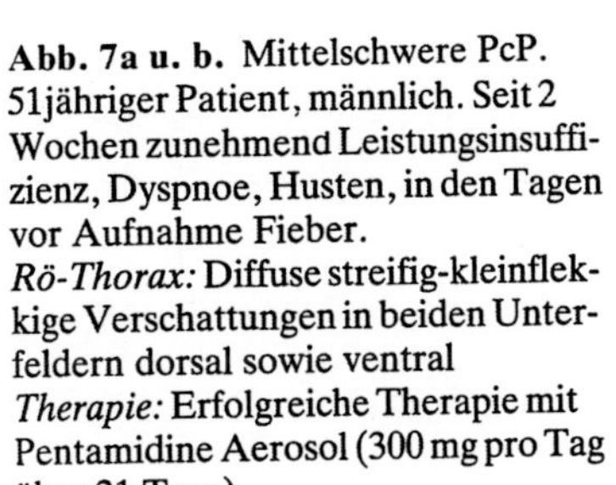

Abb. 7a u. b. Mittelschwere PcP.
51jähriger Patient, männlich. Seit 2
Wochen zunehmend Leistungsinsuffizienz, Dyspnoe, Husten, in den Tagen
vor Aufnahme Fieber.
Rö-Thorax: Diffuse streifig-kleinflek-
kige Verschattungen in beiden Unterfeldern dorsal sowie ventral
Therapie: Erfolgreiche Therapie mit
Pentamidine Aerosol (300 mg pro Tag
über 21 Tage)

145

Literaturauswahl

Carini A, Maciel J (1916) Über Pneumocystis carinii. Centralbl f Bakt etc. I. Abt. Originale, Bd. 77, Heft 1: 46–50

Conte JE, Hollander H, Golden JA (1987) Inhaled or reduced-dose intravenous pentamidine for Pneumocystis carinii pneumonia. Ann Int Med 107: 495–498

Edman JC, Kovacs JA, Masur H, Santi DV, Elwood HJ, Sogin ML (1988) Ribosomal RNA sequence shows Pneumocystis carinii to be a member of the fungi. Nature 334: 519–522

Dörlemann A, Reisinger E, Schwander S, Meyer A, Dietrich M (1989) Erythromycin zur Behandlung der Pneumocystis carinii-Pneumonie. Abstract Nr. 99, 2. Deutscher AIDS-Kongreß, Berlin 23.–24.1.1989

Fasske E (1987) Die Pneumozystose – eine Pneumocystis-carinii-Pneumonitis. Dtsch med Wschr 112: 1547–1549

Glatt AE, Chirgwin K, Landesman SH (1988) Treatment of infections associated with human immunodeficiency virus. NEJM 318 (22): 1439–1448

Golden JA, Chernoft D, Hollander H, Feigal D, Conte JE (1989) Prevention of Pneumocystis Carinii Pneumonia by inhaled Pentamidine. The Lancet, March 25, 654–657

Höffken G, Lode H, Dissmann T, Ludwig WD, Hunsdiek KF, Krämer A, Hampl H, Zorr B, Mielke M, Bratzke B, Dienemann B, Rolfs A, Janitschke K (1988) Pulmonale Komplikationen beim erworbenen Immundefektsyndrom. Dtsch med Wschr 113: 755–762

Konietzko N (Hrsg.) (1988) AIDS und Lunge. Steinkopff Verlag, Darmstadt

Kroegel C, Hess G, Costabel U, Würtemberger G, Rühle K-H, Matthys H (1988) Therapie pulmonaler Komplikationen bei AIDS. Med Klin 83: 523–525

Peters SG, Prakash UBS (1987) Pneumocystis carinii pneumonia. Am J Med 82: 73–77

Rühle K-H, Costabel U, Zaiss A, Matthys H (1988) AIDS und Lunge. Med Klin 83: 526–527

Wakefield A, Hopkin JM, Burns J, Hipkiss JB, Stewart TJ, Moxon ER (1988) Cloning of DNA from Pneumocystis carinii. J Infect Dis 158 (4): 859–862

Ziefer A, Jacobs T, Seitz HM (1986) Pneumocystis-carinii-Pneumonie – ein Überblick. Immun Infekt 14: 170–177

Technik des mikrobiologischen Nachweises von *Pneumocystis carinii*

H. M. Seitz

Der mikroskopische Nachweis von Pneumocystis ist arbeitsaufwendig. Er erfordert außerdem beträchtliche Sachkenntnis und Erfahrung bei der Durchführung der Färbungen und der Beurteilung der Präparate. Als erste Voraussetzung für möglichst zuverlässige Ergebnisse muß die Verwendung von geeignetem Untersuchungsmaterial angesehen werden.

Die bronchoalveoläre Lavage (BAL) liefert i. allg. das beste Untersuchungsmaterial. Die ins Gewebe eingebrachte Spülflüssigkeit dehnt die Alveolen und lokkert die recht fest haftenden Parasitenkonglomerate, so daß sie bei dem Rückströmen der Flüssigkeit mitgerissen werden. Da bei der BAL größere Gewebsbezirke erfaßt werden, erhöht sich die Wahrscheinlichkeit eines richtigen positiven Ergebnisses.

Spontan gefördertes Sputum eignet sich *nicht* zur Diagnose. Das sog. induzierte oder provozierte Sputum liefert dagegen brauchbare Ergebnisse. Sie sind allerdings nicht so gut wie bei der BAL. Voraussetzung ist, daß für wenigstens 20 min hypertonische (3%ige) Kochsalzlösung mit einem feinzerstäubenden Tubus (Tröpfchengröße $\leq$ 5 µm) inhaliert wird, am besten unter der Aufsicht eines Physiotherapeuten. Das gegen Ende der Prozedur gewonnene Sputum kommt z.T. aus den Alveolarbereichen der Lunge.

Dem Kliniker ist dringend zu raten, wann immer vertretbar, bei Verdacht auf eine Pneumocystisinfektion eine bronchoalveoläre Lavage durchzuführen, weil sie die weitaus zuverlässigeren Befunde liefert. *Keinesfalls* sollte dem untersuchenden Laboratorium Spontansputum oder Sputum, das nach ungenügender Induktion gewonnen wurde, eingesandt werden! Der aufwendige Untersuchungsgang belastet das Laboratorium sehr, behindert die Untersuchung diagnostisch brauchbaren Materials und liefert Befunde, die nichts wert sind.

Verarbeitung des Materials (Abb. 1)

BAL-Flüssigkeit, die wenig Schleim enthält, kann unmittelbar zu Präparaten verarbeitet werden. Hierfür wird sie für 10 min bei etwa 3000 Umdrehungen/min zentrifugiert. Das Sediment kann dann auf Objektträger aufgebracht werden. Wir empfehlen, das Material nicht auszustreichen, sondern sog. *Tropfsaugpräparate* anzufertigen. Dazu werden Tropfen auf den Objektträger aufgebracht und wieder abgesaugt (Abb. 2). Es bleibt ein kreisrunder Fleck Material auf dem Objektträ-

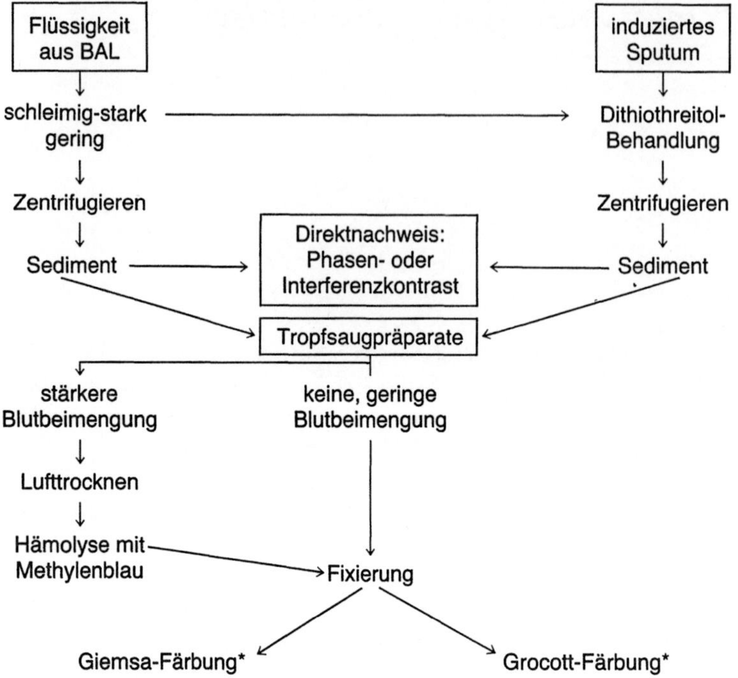

Abb. 1. Untersuchungsgang der Pneumocystisdiagnostik

* Färbeanleitungen: Empfehlungen zur Laboratoriumsdiagnostik der Amöbiasis, Giardiasis, Kryptosporidiose und weiterer Kokzidiosen. Bundesgesundheitsblatt (1986) 29: 194–198. Die dort angegebene Färbezeit von 40 min für die Giemsa-Färbung kann mit Vorteil auf 15 min verkürzt werden

ger zurück. Diese Form des Auftragens hat mehrere Vorteile: Die Morphologie der verschiedenen Elemente ist besser erhalten als bei einem Ausstrichpräparat, und die zu mikroskopierende Fläche ist begrenzt und besser überschaubar. Schließlich kann die Dicke des Materialauftrags besser gesteuert werden, was für die Grocott-Färbung, die auch bei relativ dicken Präparaten noch sehr gute Ergebnisse liefert, eine beträchtliche Steigerung der Sensitivität bedeuten kann. Es hat sich bewährt, 4 Tropfen unterschiedlicher Dicke auf einem Objektträger unterzubringen, am besten nicht in der Mitte des Objektträgers, da dann mit nur teilweise gefüllten Küvetten gearbeitet werden kann (Chemikalienersparnis).

Nach Lufttrocknen werden die Präparate in Methanol fixiert oder, falls sie Blut enthalten, zunächst hämolysiert (Abb. 2a–c).

148

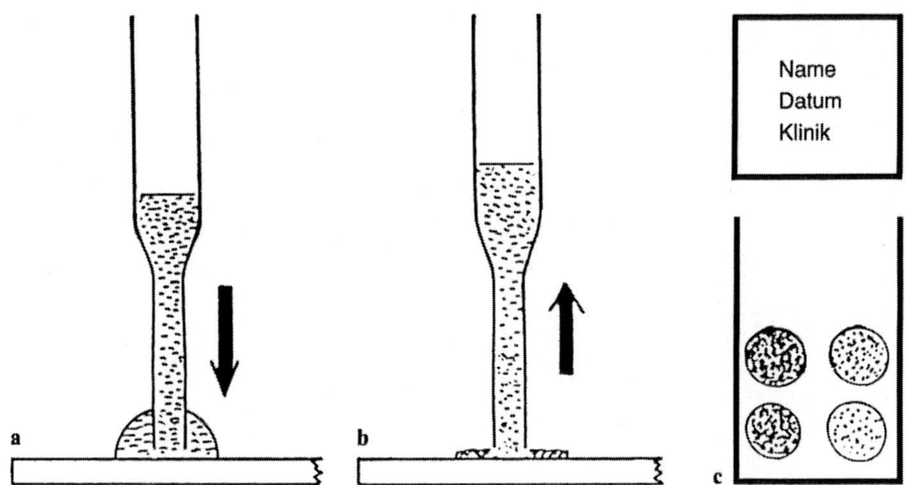

Abb. 2a–c. Anfertigung eines Tropfsaugpräparates: Mit einer senkrecht aufgesetzten Pasteur-Pipette wird ein Tropfen Sediment auf einem Objektträger abgesetzt **(a)** und anschließend wieder aufgesaugt: Ein kreisrunder Materialauftrag bleibt zurück **(b)**. Es hat sich bewährt, 4 derartige Auftragstellen unterschiedlicher Dicke auf einem Objektträger anzulegen **(c)**

Schleimlösung mit Dithiothreitollösung (Dtt)

Gebrauchslösung

0,1 g Dithiothreitol (z. B. Serva 20710) lösen in 100 ml Phosphatpuffer 1/15 molar, pH 7,0 (auch 0,9%ige Kochsalzlösung kann verwendet werden). Die fertige Gebrauchslösung ist im Kühlschrank mindestens 14 Tage haltbar.

Verarbeitung

1. Lavageflüssigkeit zentrifugieren (10 min bei 3000 Umdrehungen/min);
2. den klaren Überstand abheben und verwerfen;
3. mit Dtt-Lösung das alte Volumen etwa herstellen und das Sediment resuspendieren;
4. bei Zimmertemperatur stehenlassen, gelegentlich schütteln oder mit dem Vortexmischer durchmischen, nach ungefähr 20–30 min ist der Schleim gelöst;
5. zentrifugieren (5 min. bei 1500 Umdrehungen/min.), Überstand verwerfen. Sediment in 0,9%iger Kochsalzlösung resuspendieren;
6. Zentrifugieren (10 min. bei 3000 Umdrehungen/min).

Vom Sediment werden die Präparate in üblicher Weise angefertigt.

Hämolyse bei Blutbeimengung

Enthält die Bronchiallavageflüssigkeit stärkere Blutbeimengungen, so ist es vorteilhaft, vor der Färbung eine Hämolyse durchzuführen. Hierfür eignet sich gepufferte Methylenblau-Lösung.

Gebrauchslösung

0,2 g Methylenblau (Merck 1283),
0,2 g KH_2PO_4 (Merck 4873),
0,6 g Na_2HPO_4 (Merck 6586),
Aqua dest. ad 300 ml.
Diese Lösung ist im Kühlschrank monatelang haltbar.

Verfahren

1. Das ausreichend luftgetrocknete Präparat wird mehrmals kurz in die Methylenblaulösung getaucht und dann in eine Küvette mit 0,9 %iger Kochsalzlösung überführt. Das bläulich gefärbte Präparat entfärbt sich fast vollständig. Die Kochsalzlösung sollte einmal gewechselt werden bzw. es sollte mit 2 Küvetten gearbeitet werden. Reicht die Hämolyse nicht aus, kann wieder in die Methylenblaulösung zurückgegangen und der Vorgang wiederholt werden.
2. Nach dem Herausnehmen aus der Kochsalzlösung sollen die Präparate ablaufen, u. U. abgewischt werden, damit nicht zuviel Wasser in das folgende Methanol verschleppt wird.
3. Die Präparate werden, solange das aufgetragene Material noch feucht ist, zur Fixierung in Methanol gebracht. Dabei entfärben sie sich völlig.
4. Lufttrocknen.

Die Präparate können nun gefärbt werden.

Glossar

M. Dietrich

Aerogene Übertragung:
Man nimmt an, daß Pneumocystis carinii aerogen von Mensch zu Mensch
übertragen wird.

Aerosol:
Vernebler-Behandlung.

Alveola pulmonis:
Die dünnwandigen, von einschichtigem Plattenepithel mit kernlosen Zytoplas-
maplatten ausgekleideten „Lungenbläschen" (Durchmesser ca. 0,2 mm) an den
Bronchioli respiratorii und Ductuli alveolares sind durch interalveoläre Septen
getrennt, durch deren Poren jedoch miteinander verbunden. Der Gasaustausch
erfolgt durch Diffusion durch die extrem ausgedünnten Zytoplasmalamellen der
Zellen des Alveolarephitels und Kapillarendothels sowie durch die zwischen
beiden gelegene Basalmembran.

Alveolitis:
Entzündung der Lungenbläschen.

AZT:
Azidothymidin; Zidovudin; Substanz mit antiviralen Eigenschaften (Hemmung
der reversen Transcriptase).

Bronchoalveoläre Lavage (BAL):
Fraktionierte Instillation von 120–200 ml 0,9 %iger NaCl-Lösung in Verschlußposition der Spitze des Bronchoskops in den Segmenten zur weiteren Untersuchung.

CD_4-Zellen:
"*C*luster of *D*ifferentiation" der Oberflächenantigene immuninvolvierter Zel-
len, definiert durch monoklonale Antikörper (OKT_4, Leu_{3a}, T_4) = Helfer-
Lymphozyten = eine Subpopulation von T-Lymphozyten.

CMV:
Cytomegalievirus.

Coccidien:
Protozoologisch eine Ordnung der Sporozoa.

Cotrimoxazol (TMP-SMX):
Kombination aus Trimethoprim und Sulfamethoxazol im Verhältnis 1:5, Wirkung gegen Bakterien und Protozoen.

Dapsone (DDS):
Sulfon, das üblicherweise in der Lepratherapie eingesetzt wird. In Kombination mit Sulfonamiden offensichtlich erhebliche Potenzierung der Wirksamkeit gegen Protozoen.

Di George-Syndrom:
Angeborene Thymusaplasie.

Eosinophiles schaumiges Material:
Typischerweise in Alveolen bei massiver Vermehrung von Pneumocystis carinii in der Hämatoxilin-Eosin-Färbung gesehen.

Erythromycin:
Makrolid-Antibiotikum. Wirksamkeit auf Bakterien und Protozoen.

Giemsa-Färbung:
Die Färbung nach Giemsa-Romanowsky, übliche Protozoen-Färbung mit der wäßrigen Giemsa-Lösung. Teil der panoptischen Färbung nach Pappenheim. Übliche Färbung für Malariaparasiten.

Gomori-Silberfärbung:
Schwärzung von Retikulumfasern, von Zystenwänden von Pneumocystis carinii.

Grocott-Färbung:
Methenamin-Silber-Färbung. Schwärzung von retikulumähnlichen Strukturen. Schwärzung der Zystenwände.

Hämotoxilin-Eosin-Färbung:
Kernfärbung mit Hämotoxilin und Nachfärben mit Eosin: Zellkerne werden blau, Zellplasma rot.

Helfer-Lymphozyten:
Siehe CD_4

Induziertes Sputum:
Sputum nach Inhalation von ca. 10 Minuten mit 3–5 %iger NaCl-Lösung über einen Vernebler.

Kokzidien:
Siehe Coccidien.

Lyell-Syndrom:
Epidermolysis acuta toxica; Syndrom der verbrühten Haut.

Opportunistische Krankheitserreger
Mikroorganismen, die aufgrund einer veränderten Immunitätslage des Wirtes (Mensch) invasiv werden können, Organe angreifen können und sich ungehin-

dert vermehren können, unter normalen Bedingungen des Immunsystems und der üblichen Mikroflora jedoch kontrolliert sind. D. h., daß sie bei Aufnahme nur transitorisch für kurze Zeit im Körper verbleiben oder daß sie in geringer Zahl anwesend sind, jedoch sich nicht ausreichend vermehren können, um eine Schädigung des Organismus nach sich zu ziehen.

Peak Flow Meter:
Einfaches Instrument, in das die maximale Atemluft hineingeblasen wird mit einer Anzeige, die direkt abgelesen werden kann. Angabe in Litern/Minute.

Pentamidine:
Aromatische Diamidinoverbindung mit Antiprotozoenwirksamkeit (Schlaf-krankheit, Leishmaniase, Pneumocystose).

Pentamidine-Isethionat:
Toxizität gegenüber dem Pentamidine-Mesylat offensichtlich geringer.

Pentamidine-Mesylat:
Lomidine (nicht mehr im Handel); Pankreas-toxisch, nephrotoxisch. Mögli-cherweise ist der Lösungsvermittler N-Methylacetamid für die Toxizität ver-antwortlich.

Plasmazelluläre Pneumonie:
Interstitielle Pneumonie, die bei geschwächten Säuglingen epidemisch gefun-den wurde. 1952 wurde der Zusammenhang zwischen Pneumocystis und diesen interstitiellen plasmazellulären Pneumonien aufgeklärt.

Pneumocystis carinii:
Von Chagas entdeckter Erreger, von Carini als eigene Spezies erkannt. 1,5–2 µm großer länglicher Erreger, teils gebogen, mit punkt- bis strichförmigem Kern (0,5–1,0 µm), derber Membran und strukturloser Schleimhülle. Vermeh-rung durch wiederholte Zweiteilung mit anschließender „Sporogonie" und Ent-wicklung von Zysten mit 6–8 Sporen in rosettenförmiger Anordnung.

Pneumocystose:
Infektion durch Pneumocystis carinii.

Pneumonitis:
Sammelbegriff für nur im Interstitium ablaufende entzündliche Lungenpro-zesse, interstitielle Pneumonie.

Pneumothorax:
Eine der Komplikationen bei transbronchialer Lungenbiopsie.

Pyrimethamin:
Greift in den Stoffwechsel der Folsäure ein, höhere Affinität zum Folsäurestoff-wechsel des Protozoon als für den Stoffwechsel des Wirts (Folsäure-Antago-nist).

Pyrimethamin-Sulfadoxin:
Kombination mit ca. 100facher Potenzierung der Pyrimethamin-Wirkung durch Sulfonamidanteil.

SCID:
Severe Combined immune deficiency Syndrome; angeborene kombinierte Immunschwäche (humoral und zellulär), ohne Knochenmarktransplantation tödlicher Ausgang im ersten Lebensjahr.

Sporogonie:
Bildung der sporenartigen Körperchen.

Sporozoit:
Der „infektiöse Sichelkeim" der Coccidien als Produkt der Sporogonie.

Stevens-Johnson-Syndrom:
Ektodermolysis pluriorificialis; Arzneimittelallergie; blasige Effloreszenzen der Schleimhaut am Übergang zur Haut.

Transbronchiale Biopsie (TBB):
Im Rahmen der Bronchoskopie wird eine transbronchiale Biopsie durchgeführt, um eine kleine Probe Lungengewebe zu bekommen. Dies erlaubt die histologische Untersuchung und Differenzierung anderer, evtl. zusätzlicher Infektionen (z. B. CMV).

T-4 Lymphozyten:
Siehe CD 4-Zellen

Trophozoit:
Stoffwechselaktive Form von Protozoen.

Tupfpräparat:
Charakteristische Zysten lassen sich durch Tupfpräparat von Lungenstückchen nach Giemsa-Färbung feststellen. Abdrücke von Alveolarinhalt mit Teilungsstadien von Schleimkugeln sind ebenfalls im Tupfpräparat erkennbar.

Wasting-Syndrom:
Zunehmende Kachexie bei HIV-Infektion.

Zidovodin:
Siehe AZT.

Zyste:
Dauerform von Protozoen.

Sachverzeichnis

158